AF468994

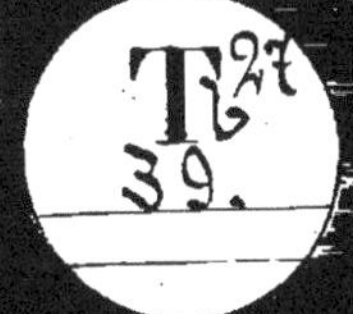
Tb27
39.

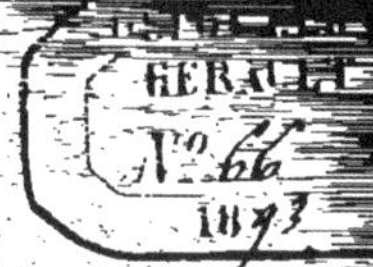

CONTRIBUTION A L'ÉTUDE

DU

CHIMISME STOMACAL

PAR

Le Docteur E. HOUËL

Externe des Hôpitaux (Concours 1889)

Interne provisoire des Hôpitaux de Montpellier (Concours 1891-1892)

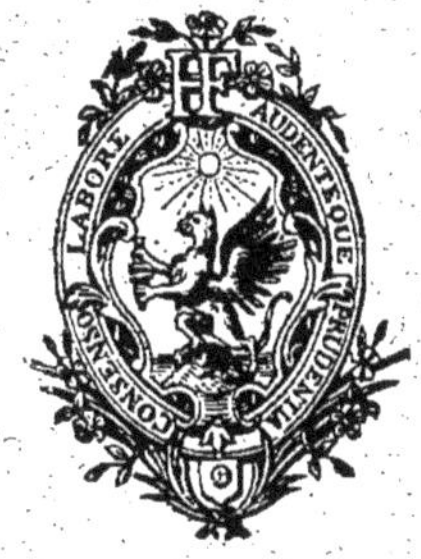

MONTPELLIER

IMPRIMERIE CENTRALE DU MIDI

(HAMELIN FRÈRES)

—

1893

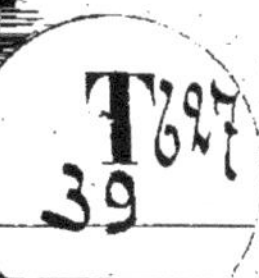

CONTRIBUTION A L'ÉTUDE

DU

CHIMISME STOMACAL

CONTRIBUTION A L'ÉTUDE

DU

CHIMISME STOMACAL

PAR

Le Docteur E. HOUËL

Externe des Hôpitaux (Concours 1889)

Interne provisoire des Hôpitaux de Montpellier (Concours 1891-1892)

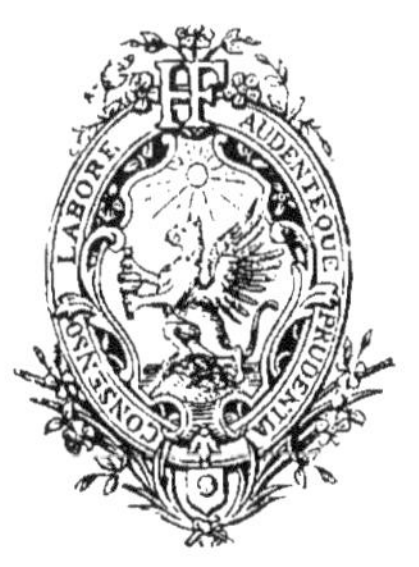

MONTPELLIER

IMPRIMERIE CENTRALE DU MIDI

(HAMELIN FRÈRES)

1893

INTRODUCTION

L'acte de la digestion est un phénomène complexe qui se passe successivement en divers points du tube digestif. Les actions qui se passent au niveau de la poche stomacale consistent surtout en des phénomènes de sécrétion et en des réactions chimiques.

L'étude de la digestion comprendrait donc l'étude des sécrétions et celle des réactions chimiques. Mais, tandis que la première appartient à la physiologie pure, la seconde, en nous permettant de mesurer les variations du pouvoir digestif, devient un instrument clinique de haute importance. Cette étude du chimisme stomacal, ainsi que l'appelle M. Hayem, a pris dans ces dernières années une importance de plus en plus considérable, et sa connaissance joue, vis-à-vis de l'estomac, le même rôle que la connaissance des éléments de l'urine vis-à-vis du rein.

Ce n'est donc pas dans une étude chimique que nous nous engageons. Partant de déductions physiologiques et chimiques, l'étude clinique du suc gastrique possède en effet des procédés simples, de valeurs diverses, et c'est à l'aide de ces procédés, essentiellement cliniques, que nous abordons l'étude des maladies de l'estomac.

Mais comme ces divers procédés sont de date relativement récente, et par cela même discutés, notre devoir était de les comparer de façon à écarter les uns et à garder ceux qui nous paraissaient avoir la plus grande valeur clinique. Jusqu'à l'apparition du procédé de MM. Hayem et Winter, les méthodes d'examen, basées en grande partie sur l'action des réactifs colorants, étaient certainement incomplètes et peu rigoureuses. Le procédé de ces deux auteurs a ouvert un champ tout nouveau à l'étude des maladies de l'estomac, et par sa rigueur, et par les éléments nombreux qu'il permet d'étudier, on ne peut être étonné de toute la faveur qui l'a accueilli dès le début. Le titre de notre thèse indique déjà que ce travail est basé surtout sur des recherches faites à l'aide de cette nouvelle méthode.

Nous avons divisé ce travail en deux grandes parties :

Dans la première, après avoir fait un résumé rapide de nos connaissances sur la physiologie de la digestion et avoir exposé les données nouvelles qu'y introduisent les recherches de MM. Hayem et Winter, nous avons repris l'étude de la digestion normale, de façon à avoir une base certaine pour l'étude clinique. Pour cela, nous avons choisi, dans le service de M. le professeur Mairet, plusieurs idiots qui ne présentaient aucun trouble, du moins apparent, du côté de la digestion stomacale, et qui étaient dans un bon état de nutrition.

Dans la seconde partie, connaissant la valeur relative des diverses méthodes de dosage employées, et nous étant fait, en particulier, une opinion sur celle de MM. Hayem et Winter, nous transportons ces procédés dans le domaine clinique et nous les appliquons à l'étude de quelques cas de maladies de l'estomac.

Nous n'avons pas eu la prétention d'établir une classification quelconque de ces maladies, mais nous avons essayé de débrouiller, dans le chaos des publications actuelles, certains faits intéressants.

Avant de quitter les bancs de cette École, il nous reste à nous acquitter de la dette de reconnaissance que nous avons contractée envers nos Maîtres. Si nous voulions inscrire les noms de tous ceux qui ont bien voulu nous témoigner quelque intérêt, il nous faudrait citer tous nos Maîtres, de la Faculté et des Hôpitaux. Nous tenons cependant à remercier d'une façon toute particulière :

M. le doyen Mairet, qui nous a ouvert son laboratoire et qui nous fait aujourd'hui l'honneur de présider notre thèse ;

M. le professeur Carrieu, qui, en maintes circonstances, nous a donné des preuves de l'intérêt tout particulièrement bienveillant qu'il nous porte ;

MM. les professeurs Grasset, Tédenat et Grynfeltt, nos Maîtres dans nos deux années d'externat.

M. le professeur agrégé Rauzier, qui, au début de notre stage hospitalier, et dans d'autres circonstances, a bien voulu nous aider de ses conseils ; MM. les professeurs agrégés Brousse et Baumel, dont nous avons été l'interne, ont droit à notre gratitude.

M. Bosc, chef de Clinique à la Faculté, nous a inspiré notre sujet ; bien souvent, dans le cours de nos longues et minutieuses recherches, il nous a été d'un précieux secours grâce à ses conseils, grâce aussi à la grande habitude qu'il a du laboratoire ; très souvent, enfin, dans la rédaction de ce travail, nous avons eu recours à lui; qu'il reçoive ici publiquement l'hommage de notre profonde reconnaissance.

Nous remercions enfin nos excellents amis Vial, pharmacien-adjoint des hôpitaux, et Mallet, interne en pharmacie, de nous avoir prêté leur concours.

CONTRIBUTION A L'ÉTUDE

DU

CHIMISME STOMACAL (1)

PREMIÈRE PARTIE

CHAPITRE PREMIER

Physiologie générale de la digestion

(Étude physiologique et chimique jusqu'à Hayem et Winter)

Le suc gastrique est le produit de sécrétion de la muqueuse stomacale. C'est un liquide limpide, filant, sans odeur, d'une saveur aigrelette, et qui présente une réaction acide quand il est pur. En dehors des substances organiques et de l'eau, il renferme : 1° un acide libre; 2° un ferment soluble (la pepsine) et un autre ferment particulier, la présure ou ferment lab des Allemands; 3° des sels minéraux, consistant surtout en chlorures. Telle est la composition générale du suc gastrique. Chacun de ces éléments va réagir d'une façon particulière sur les aliments solides absorbés, de façon à produire des réactions chimiques qui constituent l'acte de la digestion.

(1) Travail du laboratoire de M. le professeur Mairet.

Ces réactions chimiques sont encore obscures dans leur nature, et l'on ne peut de sitôt encore espérer connaître réellement des actes aussi complexes. Disons seulement quelques mots de l'état de nos connaissances à cet égard.

Pepsine et acidité sont deux éléments inséparables ; le premier, ferment soluble, ne peut agir sur les albuminoïdes qu'en présence d'un acide. Il se formerait, d'après Schmidt, une combinaison de l'acide et de la pepsine, sous forme d'acide chlorhydro-pepsique, qui se combinerait aux albuminoïdes, donnant naissance à des peptones solubles et facilement assimilables. Mais, entre les albuminoïdes et les peptones, il y a tout une série de produits successifs, comme la syntonine et les propeptones. La digestion peut donc être considérée comme une fermentation spéciale due à un ferment particulier, la pepsine, agissant en présence d'un acide libre.

Quel est donc cet acide? Prout, le premier, considère l'acidité du suc gastrique comme due à l'acide chlorhydrique. En 1852, Schmidt, dosant le chlore total et toutes les bases du liquide stomacal, trouve un excès de chlore, un acide chloré qui ne peut être que l'HCl; et, comme cet excès de chlore lui paraît égal à l'acidité totale, il en conclut que toute cette acidité est due à de l'*HCl libre*. Rabuteau, en 1875, démontre aussi l'existence d'HCl libre dans le suc gastrique. En 1878, Richet vérifie les expériences de Schmidt, et, se servant de nouvelles méthodes chimiques, il prouve que le suc gastrique frais et pur ne contient qu'un acide minéral et pas d'acide organique.

Mais, à côté de ces auteurs qui admettent l'existence d'un acide chloré dans le suc gastrique, il en est d'autres qui attribuent l'acidité aux phosphates acides de chaux (Blondlot) ; mais cette théorie disparaît rapidement. D'autres encore, comme Lehmann, Cl. Bernard, et surtout Laborde, l'attribuent à des acides organiques et en particulier à l'acide lactique. Les expériences de Richet ruinent complètement cette manière de voir, et, si au début de la digestion on trouve un peu d'acide lactique, il est dû à une fermentation passagère des aliments ; si on en trouve un peu aussi vers la fin de la digestion, il est dû à des fermentations secondaires. D'un autre côté, si, dans certains cas, les procédés, comme les matières colorantes, qui décèlent sûrement l'HCl libre en solution aqueuse, ne le décèlent pas dans le suc gastrique, c'est simplement parce que l'HCl se trouve combiné à diverses substances organiques, la leucine, la peptone, la pepsine, le glycocolle, *acides amidés* qui peuvent jouer indistinctement le rôle de bases ou d'acides. L'acide du suc gastrique est donc bien l'HCl, c'est-à-dire un acide chloré ; mais c'est un acide combiné à des substances organiques. L'HCl libre apparaîtrait sous l'influence de réactions difficiles à préciser.

Telles sont les conclusions de Richet, et leur vérité a été complètement démontrée par MM. Hayem et Winter. Mais malheureusement, loin de passer dans le domaine clinique, ces idées n'ont pas reçu, de longtemps, d'application pratique, et l'on est resté jusque dans ces derniers temps à cette conception de la digestion, d'une fermentation sollicitée par la sécrétion de la pepsine agissant en présence de l'acide chlorhydrique libre ; de telle sorte que la *puissance digestive d'un estomac était fonction de la sécrétion de l'HCl libre et de la pepsine.*

Les recherches de MM. Hayem et Winter ont ouvert une nouvelle voie à la conception chimique de l'acte digestif, en montrant le rôle important des divers éléments chlorés du suc gastrique, et en particulier de l'HCl combiné aux matières organiques. Il n'y a pas une sécrétion continue d'HCl libre, mais une sécrétion chlorurée. Nous reviendrons plus loin sur ces données.

CHAPITRE II

Étude clinique jusqu'à Hayem

Ewald et Boas ont, des premiers, cherché à arriver au diagnostic des maladies de l'estomac, par l'exploration chimique de ses sécrétions. Ils pensèrent que, pour avoir une notion exacte sur la valeur de ses produits, il faudrait étudier tous les actes chimiques qui se passent dans l'estomac : acidité totale, acidité due à l'acide libre, digestion artificielle, peptones..... Mais en somme, reculant devant la difficulté de pareilles recherches, ce qui les préoccupe le plus, c'est le dosage de l'acidité. Malheureusement ils écartent les données de Richet sur la valeur de l'HCl combiné, et ils tombent aussi dans l'erreur de Bidder et Schmidt, lorsqu'ils concluent que l'acidité totale est due à l'HCl libre, sauf dans les cas anormaux où la différence exprime la quantité des acides organiques. Toutes leurs recherches ont donc porté sur les moyens de doser l'acidité totale et l'HCl libre.

Ewald et Boas mesurent l'acidité totale au moyen de la solution de soude; ils ne recherchent que qualitativement l'HCl libre au moyen des réactifs colorants. Si ces réactions sont nettes, elles sont dues à l'HCl, si elles sont nulles ou faibles, l'acidité est due aux acides organiques.

Dans la suite, on se rend compte que ces réactifs colorants sont souvent en défaut et exposent à de grosses erreurs. Il s'agissait donc de trouver un moyen plus précis de doser l'HCl libre. De ce besoin naissent les procédés de Cahn et Méring, de Sjöqvist, de Léo... etc. Nous devons exposer brièvement tous ces divers moyens de dosage.

§ I. Acidité totale. — On se sert de la méthode classique. A 5 ou 10 cc. de suc gastrique on ajoute quelques gouttes du réactif indicateur (phtaléine du phénol en solution alcoolique), et l'on dose l'acidité avec une solution alcaline titrée. Peu importe la nature de l'alcali (soude, chaux ou hydrate de baryte), pouvu que la solution soit assez étendue et très exactement titrée. On est averti que l'acide est saturé, lorsqu'il se produit une coloration pourpre qui persiste après agitation. Connaissant le nombre de centimètres cubes de solution alcaline employés, et le titre de cette solution, il est facile de calculer l'acidité totale du suc gastrique. On évalue cette acidité en HCl et l'on rapporte à 100 cc.

§ II. Recherche et dosage de l'HCl libre. — Cette recherche s'est faite tout d'abord, surtout à l'aide des réactifs colorants. Ces derniers sont d'ailleurs encore utilisés chaque jour en clinique. Comme la liste en est nombreuse, nous n'indiquerons que les plus employés, ceux dont nous nous sommes servi.

a) Le violet de méthyle, préconisé par Laborde (1877) et par Maly, doit être employé en solutions très étendues. En présence de l'HCl libre, le violet de méthyle vire au bleu. Dans un tube à essai, on verse quelques centimètres cubes de suc gastrique et l'on ajoute une goutte de solution de violet ; on s'assure du degré de virage par comparaison avec un tube contenant égale quantité d'eau distillée à laquelle on ajoute aussi une goutte de la solution de violet.

b) La tropæoline 00 des Allemands, qui correspond à l'*oranger Poirier n° 4*, s'emploie en solution hydro-alcoolique. En présence de l'acide chlorhydrique, la coloration jaune orangé de la tropœoline passe au lilas, et même au rouge carmin. On procède de la même façon que pour le violet.

c) Le vert brillant ou *vert de Lépine* s'emploie en solution étendue à 2 pour 100. Sous l'influence de l'HCl, la solution aqueuse étendue de ce corps, qui était bleue par transparence, passe au vert avec une solution d'HCl à 1 pour 1000, au jaune avec 1,5 à 2 pour 1000 d'HCl, et enfin devient couleur feuille morte avec une solution d'HCl à 4 pour 1000. La manière de procéder est la même que pour les réactifs colorants.

e) *Le rouge du Congo* s'emploie sous forme de papier (papier du Congo). Ce réactif, d'un beau rouge, vire au bleu en présence des acides minéraux.

f) *Le réactif de Günzburg* ou phloroglucine-vanilline s'emploie de la façon suivante. Dans une capsule, on verse quelques gouttes de suc gastrique et trois ou quatre gouttes du réactif ainsi formulé :

Phloroglucine...........	2	grammes
Vanilline...............	1	—
Alcool à 80°............	100	—

On chauffe très légèrement, et il se produit une coloration rouge cinabre et de petits cristaux de même couleur. Il faut éviter de surchauffer, car la réaction ne se produirait pas ; elle serait masquée par une coloration brune.

Les erreurs commises, par l'usage de ces diverses méthodes colorimétriques, dans la recherche de l'HCl libre, ont amené la recherche de procédés plus rigoureux. Nous voulons parler des méthodes d'analyse quantitative.

1° *Le procédé de Cahn et v. Méring* (*Journal de Pharmacie d'Alsace-Lorraine*, 1887) comporte trois opérations : *a*) 50 cc. de suc gastrique filtré sont distillés jusqu'à évaporation au quart; le résidu, ramené au volume primitif au moyen d'eau distillée, est de nouveau distillé au quart. Dans le produit de ces deux distillations, on dose par la méthode acidimétrique les acides volatils; *b*) le résidu est repris par l'éther, qui entraîne tout l'acide lactique, de sorte qu'on peut doser également cet acide ; *c*) le titrage du résidu aqueux, après avoir été traité par l'éther, donne la quantité d'HCl.

2° *Le procédé de Sjöqvist* (*Zeitsch. f. Physiol. u. Chimie*, 1889, t. XIII) consiste à doser l'HCl à l'état de chlorure de baryum. On additionne le suc gastrique de carbonate de baryte, on calcine, et l'on traite par l'eau distillée ; celle-ci entraîne le chlorure de baryum, qui est seul soluble. Le dosage se fait par la méthode volumétrique à l'aide du bichromate de potasse, en se servant comme réactif indicateur du réactif de Würster. Le volume de bichromate employé permet de calculer la proportion de baryum et d'HCl.

A côté de ces procédés, il en est d'autres que nous ne ferons que signaler : procédés de Léo, de Mintz (*Wiener Klin. Wochensch.*, 1889), de Bourget (Thèse de G. Lyon, 1890), d'Hoffmann.....etc.

§ III. — Recherche des acides organiques, des albumines et des peptones ; digestions artificielles. — *a*) *L'acide lactique* est décelé par le *réactif d'Uffelmann* (phénate de fer), que l'on doit préparer extemporanément. Dans un tube à essai, on verse quelques centimètres cubes d'une solution d'acide phénique à 4 pour 100, et une goutte de perchlorure de fer ; le mélange prend une teinte améthyste ; il est simplement décoloré s'il n'y a que de l'HCl dans le suc gastrique, mais la teinte vire au *jaune serin* en présence de l'acide lactique.

b) *L'acide butyrique* se décèle à l'aide du même réactif, mais la coloration serait *jaune rouge pâle ;* cet acide se reconnaîtrait de plus à son odeur.

c) Pour *l'acide acétique*, « le meilleur réactif est le nez, d'après Ewald. » Mais comme le fait remarquer M. Hayem, il en faudrait d'assez grandes quantités pour impressionner l'odorat.

Les *matières albuminoïdes* et les *peptones* ont aussi une série de réactifs, dont le principal est le *réactif du biuret,* que MM. Hayem et Winter préparent en jetant un petit cristal de sulfate de cuivre dans un centimètre cube de suc gastrique, et en ajoutant rapidement un léger excès de soude. Ce réactif colore les albuminoïdes en violet, et les peptones en rose. La réaction est d'autant plus violacée, qu'il y a plus de matières albuminoïdes, d'autant plus rose, qu'il y a plus de peptones.

Quant aux *digestions artificielles,* elles consistent à mettre dans un tube à essai, contenant quelques centimètres cubes de suc gastrique, un petit cube d'albumine, et à chauffer à l'étuve à 38°. Si au bout de huit à douze heures l'albumine est digérée, la digestion est excellente ; elle est bonne si elle n'est qu'à moitié dissoute ; si elle n'est que entamée ou intacte, elle est médiocre ou nulle.

CHAPITRE III

Conception physiologique et chimique de la digestion, de MM. Hayem et Winter, chez l'homme normal.

Les méthodes que nous venons d'exposer, faisant fi, pour ainsi dire, des données physiologiques développées par Richet, n'indiquent que la quantité de l'HCl libre que renferme le suc gastrique. Mais il se trouve que, dans des cas où les réactifs colorants font défaut, il existe cependant une acidité totale considérable, sans qu'on puisse la rattacher à l'existence d'acides organiques. Ewald, à ce sujet, fait cette remarque qui ruine complètement sa méthode, que si les réactifs colorants ne donnent rien, cela tient sans doute à la présence de matières albuminoïdes et de peptones.

Mais, comme nous l'avons vu, Ewald et son École n'ont attaché qu'une faible importance à ces variations, qu'ils considèrent comme accidentelles; ils continuent à discuter de la valeur relative de tel ou tel colorant. « La richesse du suc stomacal en HCl libre est le thermomètre de l'activité fonctionnelle de l'estomac. » Telle est la formule admise, mais les recherches physiologiques de ces derniers temps, et la confusion des résultats cliniques, montrent son peu de valeur réelle.

« Il était donc nécessaire, disent MM. Hayem et Winter, de trouver une méthode clinique qui, tout en étant simple et facile, permît d'entrer plus avant dans l'étude de la digestion. »

MM. Hayem et Winter étaient partis, avouent-ils eux-mêmes, au début de leurs recherches, de cette conception erronée, généralement admise, que c'est l'HCl libre qu'il s'agit surtout de doser, et ils recherchaient le moyen le plus précis d'y arriver ; mais, à la suite de tâtonnements multiples, ils arrivèrent à se convaincre du peu de valeur de l'HCl libre dans l'acte de la digestion, et, se rattachant dans son ensemble à la conception physiologique de Richet, ils en arrivèrent à conclure que l'HCl libre n'est qu'un agent insignifiant dans l'acte digestif, et que l'acidité du suc gastrique doit être recherchée dans le degré des combinaisons organiques du chlore. Allant plus avant dans l'étude de la digestion, ils jugent de l'impossibilité de connaître dans leur fond les actes chimiques ultimes qui se passent dans l'estomac, de mesurer directement la peptonisation à ses diverses périodes, et, trouvant dans le chlore un élément essentiel et facilement dosable de la sécrétion gastrique, ils le prennent comme mesure, comme étalon, pourrait-on dire, de la digestion.

La méthode de ces auteurs permet de doser le chlore sous les quatre formes suivantes : *chlore total* (T), *chlore fixe minéral* (chlore des chlorures fixes) (F), *chlore combiné aux matières organiques* (C), *HCl libre* (H).

Voici le procédé par lequel ils arrivent à doser ces divers éléments chlorés.

Procédé de M. Winter (Hayem et Winter, Chimisme stomacal, 1891)

« On prélève sur le liquide stomacal filtré *trois fois* 5 cent. cubes, que l'on distribue dans trois capsules : *a*), *b*), *c*). Dans la capsule *a*), on verse un excès de carbonate de soude. On porte à l'étuve à 100° ou au bain-marie les trois capsules ainsi préparées. Après dessiccation, on porte *a*) progressivement et avec précaution au rouge sombre naissant, en évitant les projections et en ne dépassant pas cette température. Pour hâter la destruction des matières organiques et pour diminuer l'action de la chaleur, on agite fréquemment avec une baguette de verre. On cesse de chauffer dès que la masse, ne présentant plus de points en ignition, devient pâteuse par un commencement de fusion du carbonate de soude.

L'opération ne doit durer que quelques minutes, et la calcination être juste suffisante pour fournir une solution incolore. Après refroidissement, on ajoute de l'eau distillée et un léger excès d'acide nitrique pur ; on fait bouillir pour chasser l'excès d'acide carbonique ; on ramène alors la solution à la neutralité ou même à une très légère alcalinité par l'addition de carbonate de chaux ou de carbonate de soude purs. En se servant de carbonate de soude, on est averti que cette dernière limite est atteinte par une abondante précipitation à chaud des sels calcaires entraînant tout le charbon.

Après filtration sur papier Berzélius et lavage du résidu à l'eau bouillante, on réunit toutes les liqueurs et on dose le chlore à l'aide de la solution décinormale de nitrate d'argent, en présence de chromate neutre de K.

L'addition, comme il est dit plus haut, d'un très léger excès d'acide nitrique, favorise la pénétration et la dislocation du résidu charbonneux. L'addition finale de carbonate de soude *en très léger excès* exalte, sans la gêner, la sensibilité de la réaction indicatrice. En opérant comme il vient d'être dit, et en s'entourant de toutes les précautions nécessaires, on obtient des résultats absolument constants avec un même liquide. La sensibilité de la méthode au chromate d'argent est d'ailleurs extrême.

Le nombre fourni par *a*), et exprimé en HCl, représente la totalité du chlore contenu dans le liquide stomacal.

b) Après une évaporation *prolongée* à 100°, d'une durée d'une heure, après disparition de tout liquide, on y verse un excès de carbonate de soude, on évapore de nouveau et on achève comme ci-dessus.

Le nombre fourni par *b*) représente tout le chlore, moins celui chassé par l'évaporation prolongée à 100°, c'est-à-dire moins l'HCl libre : $a - b =$ HCl libre.

Par l'évaporation au bain-marie à 100°, on obtient d'ailleurs les mêmes résultats qu'à l'étuve à 110. Mais si l'on dépasse quelque peu cette dernière température, la masse dégage des fumées blanches et les résultats changent. Aussi, pour avoir des résultats absolument constants, faut-il préférer l'évaporation prolongée à 100°.

Dès que la portion *c*) est desséchée, on la calcine avec ménagement sans aucune addition. En écrasant le charbon, on hâte la fin de l'opération, qui, pour être suffisante, n'exige que fort peu de temps. Ici, surtout, toute surélévation de température doit être évitée. On s'arrête dès que le charbon est devenu bien sec et friable. On se sert d'une capsule assez profonde, dont le fond seul est léché par la flamme du bec et dont la partie supérieure est garantie par une toile métallique. Après refroidissement, on achève comme ci-dessus. Le nombre trouvé représente le chlore des chlorures fixes. *b—c* indique, par conséquent, le chlore perdu pendant la calcination ménagée du résidu, c'est-à-dire le chlore *combiné* aux matières organiques et à l'ammoniaque.

De nombreux dosages comparatifs ont appris qu'en opérant de la sorte on n'éprouve pas, par le fait de la dissociation, de pertes appréciables de chlorures fixes.

Cette méthode, appliquée à diverses reprises aux mêmes liquides, nous a toujours fourni des résultats remarquablement constants. L'approximation peut être facilement poussée de 0,005 à 0,007 pour 100 de liquide.

Une chose qu'ont tout d'abord bien mis en valeur MM. Hayem et Winter, c'est la régularité pour ainsi dire mathématique des variations de chacun des éléments chlorés, suivant le moment de la digestion, chez un homme normal.

En premier lieu, cette digestion se ferait en deux périodes :

Une première période d'ascension avec maximum au bout d'une heure, et une seconde période de décroissance finissant vers la deuxième heure.

Chacun des éléments chlorés varierait suivant ces deux périodes. Étudions donc rapidement ces variations et la valeur de ces éléments d'après le tableau suivant de la digestion chez l'homme normal, donné par M. Hayem :

1° *Le chlore total* (T) représente le chlore introduit dans l'estomac soit par les aliments, soit par le fait de la sécrétion.

Schéma I

Digestion normale, d'après Hayem

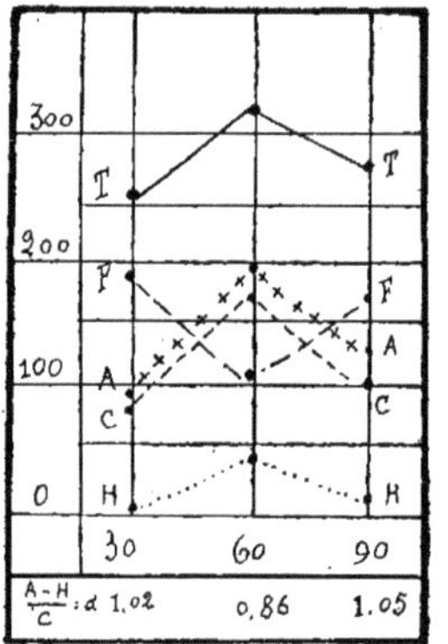

MOYENNE DES URINES
des 24 heures
chez l'homme normal

Quantité	Densité	Urée	Chlorures
1600	1015	25 0	12.0

Augmentant pendant toute la première période digestive, il diminue dans la seconde;

2° *Le chlore des chlorures fixes* (F) a, comme T, au début de la digestion, une valeur très élevée. Il ne vient pas des aliments, il n'augmente pas non plus avec la valeur T, car il est utilisé pour certains phénomènes chimiques, comme le prouve la digestion de l'eau distillée, et l'on voit dans la digestion des aliments solides d'autres combinaisons chlorées s'y substituer. Tandis que T s'accroît, F, parti à peu à près du même point, s'abaisse de plus en plus, et cet abaissement, comme nous le verrons, est en rapport avec l'augmentation de C. Donc la différence entre T ét F a une grande valeur.

3° *HCl combiné organique, ou chlorures combinés* (C). Les variations de C sont aussi régulières que celles de T et de F ; avec l'eau distillée, C demeure très petit ; avec le repas mixte, nous avons vu que l'augmentation de C était parallèle à la diminution de F.

4° *La valeur H (HCl libre)* est inconstante et irrégulière; elle peut même être nulle par son passage immédiat à l'état de combinaison avec les matières organiques.

5° *L'acidité totale* (A) est un élément non moins important à considérer dans ses variations, que les éléments chlorés. En opposition avec ce que pensaient Bidder et Schmidt, l'acidité totale est toujours très supérieure à H. De plus, nous avons vu que A n'est pas dû à H, puisque celui-ci peut faire défaut ; et, d'un autre côté, nous voyons que l'acidité totale a une marche identique aux chlorures combinés, et que la valeur de C n'est jamais bien éloignée de celle de A C'est donc le chlore combiné qui représente la plus grande partie de l'acidité totale. Le total (H+C) représente toute cette acidité.

MM. Hayem et Winter donnent diverses preuves de ce fait ; et ils se basent en particulier sur ce que l'HCl libre, en solution, mis en présence d'alanine, s'efface peu à peu, sans que pour cela cependant l'acidité disparaisse. C'est qu'il se forme là des combinaisons, un chlorhydrate d'alanine acide, ayant deux réactions. « Dès lors, disent-ils, on peut penser qu'il se passe des phénomènes de combinaison analogues avec les peptones et les albuminoïdes. » Donc *l'albumine dissoute dans le suc gastrique s'y trouve à l'état de chlorhydrates d'acides amidés de la formule générale* $R <^{AzH^2\,HCl}_{CO\,OH}$

Dès lors, C se trouvant en solution sous forme de sels amidés, et sachant qu'il n'y a pas d'autres acides dans le suc normal, A—H doit égaler C ; et, comme C est de beaucoup la valeur prépondérante, on arrive à la formule générale $\frac{A-H}{C}=1$. C'est ce que M. Hayem appelle le rapport α. On comprend d'après cette formule que α deviendra plus grand que 1, chaque fois qu'il y aura d'autres acides (organiques), qui diminuent la valeur de C, en augmentant celle de A. Mais, d'un autre côté, la valeur de α deviendra très considérable, parce que C ne sera pas combiné exclusivement sous forme d'acides amidés, mais sous forme de *chlorhydrates d'ammoniaque organiques*.

Donc T, F, C, H, A, sont des valeurs constantes, déterminées de la digestion, ayant des rapports bien établis entre elles. Les composés de F servant aux combinaisons chlorurées organiques surtout et de H, de telle façon que la somme (H + C) indique la *chlorhydrie*, c'est-à-dire le pouvoir de réaction chimique de l'estomac. Et puisque C représente le chlore combiné aux albuminoïdes, c'est-à-dire le chlore utilisable pour la digestion, puisque, d'un autre côté, nous ne pouvons doser la totalité des peptones produites, car elles sont résorbées au fur et à mesure, la connaissance de C et de (H + C) séparément, (H représentant le travail inutile), nous pouvons mesurer l'*intensité des phénomènes digestifs*. D'où C et (H + C) nous fourniront à un moment donné « et par comparaison à l'état normal, une mesure indirecte des peptones, c'est-à-dire une mesure du travail que peut faire l'estomac. » Et, en effet, il est à remarquer que les valeurs élevées de C correspondent à des réactions du biuret très nettes.

En résumé donc :

1° (H + C) donnera la valeur *quantitative* du travail digestif, avec C comme mesure du travail de peptonisation, et H comme travail inutile ou pathologique ;

2° α donnera la valeur *qualitative* du liquide élaboré.

On a fait à ces conclusions des objections de diverse nature. Le procédé de MM. Hayem et Winter est très exact pour le dosage des éléments chlorés, admet-on, mais on lui nie toute possibilité de déterminer la quantité et la qualité du travail stomacal. Nous avons vu que MM. Hayem et Winter admettent que le chiffre des chlorures combinés est une mesure approximative du travail de peptonisation ; de plus, C mesure presque entièrement l'acidité totale du suc gastrique.

Mais dans certains cas, dit M. Mathieu, le chlore combiné a un chiffre bien supérieur à celui de l'acidité totale. C'est donc qu'il y a des combinaisons alcalines ou neutres du chlore; dès lors comme on n'a plus de moyen de connaître la proportion de ces dernières, ni de connaître la variation des acides organiques, la valeur de C et le rapport α n'ont aucune signification. Le procédé Hayem-Winter ne permet donc pas de doser la *qualité* du travail digestif; il lui est aussi impossible d'en mesurer directement la *quantité*.

D'après MM. Bouveret et Magnien, le chlore combiné ne mesure par la peptonisation, mais correspond à une simple combinaison d'HCl avec les albuminoïdes. En effet, *in vitro*, le contact d'acide chlorhydrique et d'albumines sèches produit du chlore combiné instantanément. Dès lors C ne mesure pas la peptonisation effective, mais correspond à des combinaisons diverses entre les albumines et les peptones (albumines acides, propeptones, peptones...); et comme seules les peptones sont le terme ultime de la digestion, le chlore combiné ne peut nullement mesurer la peptonisation gastrique.

MM. Hayem et Winter, répondant à ces critiques, protestent contre l'intention de mesurer la peptonisation à l'aide de la valeur C. Ils montrent que les combinaisons chloro-organiques précèdent la formation des peptones, et que leur décroissance rapide correspond à la phase de peptonisation: « Il est vrai que nous n'avons, disent-ils, aucun procédé pour doser les peptones; mais, lorsque la peptonisation marche normalement, on voit dans le liquide disparaître la réaction de la syntonine, pendant que celle des peptones devient plus nette. L'élévation du chiffre C n'est donc que la mesure de l'intensité de la première phase du processus normal. »

Quant aux combinaisons de l'HCl libre avec les albuminoïdes produits *in vitro* par Bouveret et Magnien, et sur lesquelles ces auteurs s'appuyent pour nier le rapport étroit entre F et C, MM. Hayem et Winter avaient déjà signalé ces faits; ils n'infirment nullement la théorie, et leur progrès, disent-ils avec raison, consiste dans le dosage exact des chlorures combinés aux matières albuminoïdes.

D'ailleurs chez l'homme on ne peut pas conclure de ce qui a lieu *in vitro*, d'autant plus que la disparition de H n'indique pas toujours sa transformation en C ; mais on pourrait expliquer certains faits en disant au contraire que la présence de H, en trop grande quantité, gêne la formation de C, qui redevient possible dès que l'excès d'HCl a disparu.

CHAPITRE IV

Recherches personnelles

(Étude de la digestion stomacale normale chez des idiots et des imbéciles)

Telles sont les connaissances que nous fournit la méthode de MM. Hayem et Winter au sujet des réactions chimiques qui se passent dans l'estomac. *A priori*, malgré les objections de Mathieu et de Bouveret et Magnien, elle paraît la plus rigoureuse en même temps que la plus simple, et par suite la seule qui doive être appliquée avec le plus de profit à la clinique.

Nous avons tout d'abord appliqué le procédé à l'étude de la digestion gastrique chez des idiots et des imbéciles, en bon état de nutrition générale, sans lésion apparente d'aucun organe, et qui se rapprochaient par conséquent le plus possible de l'homme normal au point de vue de l'étude que nous voulions en faire. Mais, comme nous l'avons déjà dit dans notre introduction, nous ne nous sommes pas limité à l'application de la méthode Hayem-Winter ; nous nous sommes servi des réactifs colorants, de la recherche des peptones, et des digestions artificielles, etc... Nous avons pu ainsi nous faire par nous-même une idée précise de la valeur respective de chacun de ces procédés d'analyse.

Comme dans ces derniers temps l'examen des urines a acquis une certaine importance clinique dans le diagnostic de quelques maladies de l'estomac, il nous a paru intéressant de recueillir les urines de vingt-quatre heures de nos malades et de voir les rapports qui existaient entre certains éléments de la sécrétion rénale et les éléments chlorés du suc gastrique.

Pour l'étude du liquide stomacal, nous nous sommes servi dans tous les cas du repas d'épreuve d'Ewald, adopté par la plus grande majorité des expérimentateurs ou plutôt des cliniciens, quels que soient les défauts qu'y trouvent les premiers. Nous avons extrait une partie du liquide ou sa totalité à des intervalles variables, un quart d'heure, demi-heure, une heure, une heure et demie, deux heures.

Nous avons étudié quatre sujets dont voici les observations :

Observation première

(Service de M. le professeur Mairet)

Escaf..., imbécile, âgé de quarante-quatre ans, du poids de 64 kilos, d'un bon état de nutrition générale. Cet homme vit à l'extérieur, jouit d'un excellent appétit sans trouble gastrique d'aucune sorte. Il mange indistinctement tout ce qu'on lui donne, sans manifester de préférence. Cet homme est au régime alimentaire ordinaire des malades de l'hôpital.

On a extrait chez lui du suc gastrique au bout d'une demi-heure, une heure, une heure et demie, deux heures.

a) 30 *minutes :* Le contenu stomacal forme une bouillie à odeur aigrelette, acide au tournesol ; 140 cc. de liquide filtré. Le vert brillant, la tropœoline et le papier du Congo ne sont pas influencés ; le Günsburg est à peine perceptible ; le biuret ne donne rien. L'Uffelmann est décoloré avec teinte jaunâtre ; réaction de l'amidon.

Digestions artificielles : suc gastrique seul, rien au bout de douze heures. Suc gastrique avec un centigramme et demi d'HCl, digestion presque achevée au bout du même temps.

$$A = 0.070\ \%_0 \qquad C = 0.040 \\ T = 0.390 \qquad H = 0.030 \Big\} \ 0.070 \\ F = 0.320 \qquad \alpha = 1.0$$

b) 60 *minutes :* Liquide à odeur aigrelette, filtrant assez facilement. Acide au tournesol. Réactions positives avec : papier du Congo, orangé n° 4, tropœoline, orangé n° 3. Le vert Lépine passe au vert; le violet au bleu ; le réactif de Günzburg donne de nombreux cristaux rouges. Uffelmann simplement décoloré. Peptones et matières albuminoïdes. L'albumine est digérée au bout de douze heures.

A = 0.143 °/₀	C = 0.150	0.210
T = 0.540	H = 0.070	
F = 0.320	α = 0.48	

c) 90 *minutes :* Contenu stomacal abondant, de couleur jaune verdâtre à odeur aigrelette ; quantité de liquide filtré, 90 cc. environ. Acide au tournesol, donnant une réaction positive avec le papier du Congo, faible avec le Günzburg; l'Uffelmann est décoloré. Réaction des peptones.

A = 0.273 °/₀	C = 0.290	0.330
T = 0.560	H = 0.040	
F = 0.230	α = 0.81	

d) 120 *minutes :* Liquide louche, de couleur grisâtre, quoique filtré deux fois, à odeur et à saveur aigrelettes, acide au tournesol ; réactions positives avec le vert, qui passe au vert, le violet, l'orangé n° 3, la tropœoline, le papier du Congo et le Günzburg. Réactions de l'amidon et de l'érythrodextrine, des matières albuminoïdes, et surtout des peptones. Le réactif d'Uffelmann est décoloré et passe légèrement au jaune ; trouble par la chaleur, anneau blanchâtre avec acide azotique.

A = 0.180 °/₀	C = 0.205	0.225
T = 0.605	H = 0.020	
F = 0.380	α = 0.78	

Discussion. — Si nous étudions successivement le marche générale du processus digestif, tel qu'il est indiqué dans le schéma II, nous voyons qu'il corrobore, dans ses grandes lignes, les déductions de M. Hayem au sujet de la digestion normale; mais, comme il paraît s'en écarter aussi par certains points, nous allons essayer de mettre ceux-ci en lumière.

Schéma II. — Obs. I.

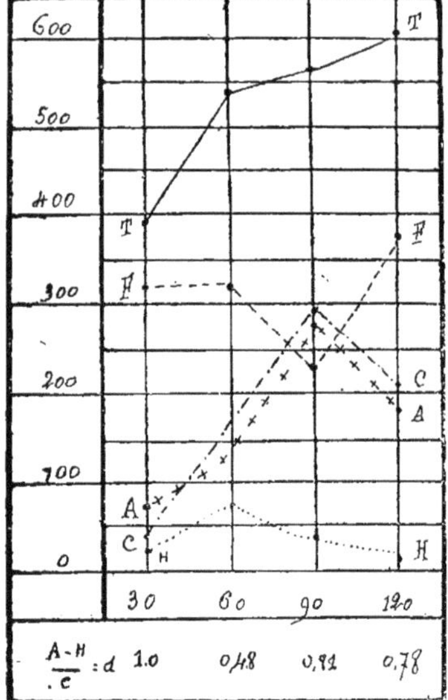

URINES DES 24 HEURES Moyenne de plusieurs jours			
Quantité	Densité	Urée	Chlorures
2600	1013	31.0	17.32

1° Le *chlore total* (T) est ici très élevé par rapport à la normale. On voit que, au bout d'une heure, il dépasse une valeur de 500 milligr., tandis que, d'après M. Hayem, elle n'est chez l'homme normal que de 321 milligr. Mais il est à remarquer que T est élevé d'emblée, et qu'au bout d'une demi-heure déjà il est représenté par 400 milligr. Comme T représente aussi bien le chlore des aliments que le chlore secrété, nous pouvons dire qu'il y a eu évidemment un excès de chlore introduit dans l'estomac.

Au bout d'une heure, T s'est fortement accru de 140 milligr. sur la quantité qui existait au bout d'une demi-heure, alors que chez l'homme normal, d'après M. Hayem, cette différence serait bien moindre, de 60 milligr. seulement. Il y a donc aussi un excès de sécrétion.

Nous verrons plus loin que la valeur élevée d'emblée de T

est bien due à la quantité très considérable de NaCl introduit avec les aliments dans l'estomac de ces hommes.

2° *Chorures fixes* (F). Cet élément varie très nettement dans le sens indiqué par M. Hayem ; il est très élevé, et doit l'être au même titre que T, mais il ne fléchit que très légèrement au bout d'une heure. Grâce à la constatation de cet excès de F, ce faible abaissement n'indique nullement une faiblesse du processus digestif, comme nous le verrons tout à l'heure, pas plus qu'une exagération très forte de ce processus, comme il arrive dans certains cas. Il faut faire intervenir évidemment, ici, une autre supposition. En effet, la valeur de F peut demeurer très élevée au bout d'une heure, et, *indépendamment de toute digestion*, quand il y a surabondance sécrétoire de F. Chez notre homme, il y a très évidemment exagération sécrétoire de F ; l'excès seul est employé pour la digestion, et empêche F de remonter vers T. Remarquons, en effet, que l'écart entre T et F, qui est de 100 au bout d'une demi-heure, est de plus de 200 au bout d'une heure. C'est à ce moment, d'ailleurs, comme l'a fait remarquer M. Hayem, que la réaction de la syntonine et des peptones est la plus nette. Nous allons voir que ce rôle de F dans la formation de C se trouve vérifié.

3° *Chlorures combinés* (C). En effet, au début de la digestion, les chlorures organiques sont très faibles et correspondent aux chiffres de Hayem. C augmente tandis que F demeure stationnaire, ou même diminue ; cela montre bien que C n'est pas sécrété par l'estomac, mais qu'il est le produit d'une véritable réaction chimique sur les aliments. De plus, C varie dans le même sens que l'acidité totale (A), et est à peu près égal à cette dernière.

4° L'*HCl libre* (H) varie dans les limites normales indiquées par Hayem, avec maximum au bout d'une heure. Nous pouvons donc tirer déjà deux conclusions importantes, à savoir : qu'il y a chez cet homme, par suite de l'alimentation, un excès de chlore dans le suc gastrique, et qu'il y a aussi une véritable hyperexcitabilité sécrétoire.

Mais nous n'avons pas épuisé l'évolution de la digestion chez cet homme, et, si nous étudions les réactions qui se passent au bout d'une heure et demie, nous sommes obligé de constater que la digestion n'avait pas atteint son maximum au bout d'une heure, mais seulement après une heure et demie.

A ce moment, en effet, correspond le minimum des chlorures fixes qui ont fléchi très fortement et sont dépassés par le chlore combiné aux matières organiques. C'est encore à ce moment que correspond le maximum de l'acidité totale, qui a une valeur égale à celle de C, et que la réaction des peptones est la plus nette.

Un fait très intéressant à remarquer, c'est la diminution de H, plus élevé au bout d'une heure qu'au bout d'une heure et demie, au contraire des éléments chlorés et surtout de C et de A.

Le travail très intense de peptonisation explique ce fait qui ne doit pas nous étonner, d'après ce que nous ont montré les recherches physiologiques.

La digestion n'est terminée, ou tout au moins n'est déjà très avancée qu'au bout de deux heures. Les chlorures fixes remontent très rapidement, tandis que C et A descendent; T se maintient toujours très élevé, indiquant cette hyperexcitabilité sécrétoire déjà notée ; mais tout travail utile est bien terminé.

La valeur d'α, abaissée au bout d'une heure, à cause de la faible valeur de C, pour une quantité d'H considérable, est normale au bout d'une heure et demie, si l'on considère cette période comme correspondant à la période maximum (une heure de Hayem).

Nous devons tirer de cette observation plusieurs remarques intéressantes :

1° Marche générale de la courbe des réactions digestives vérifiant complètement les données de Hayem, au sujet de la digestion normale ;

2° Existence d'une suractivité sécrétoire qui se manifeste par la valeur très élevée de T et de F et par les faibles oscillations de F, qui cependant devient inférieur à C ;

3° Existence d'un retard d'une demi-heure, dans la marche des réactions digestives, dont le maximum n'a lieu qu'au bout d'une heure et demie ;

4° Le rapport α exprime réellement la valeur acide de C.

Observation II

(PERSONNELLE)

(Service de M. le professeur Mairet)

Azém..., quarante ans, homme vigoureux, bien musclé, d'une bonne santé habituelle. Cet homme travaille à la campagne et mange de bon appétit, à des intervalles réguliers.

On a examiné son suc gastrique au bout d'une heure, une heure et demie, une heure trois quarts, après le repas d'Ewald.

a) 60 *minutes:* Contenu formant une bouillie blanche, sans odeur, très acide au tournesol. Le papier du Congo bleuit fortement; le vert brillant vire au vert, le violet au bleu ; le Günzburg donne une réaction positive, l'orangé n° 3, le tropœoline et l'orangé n° 4, réagissent légèrement. Uffelmann décoloré. Ni peptones ni matières albuminoïdes. Le suc gatrique seul n'a pas encore digéré un cube d'albumine au bout de douze heures, alors qu'un cube de mêmes dimensions l'est totalement au bout du même temps avec adjonction d'un centigramme et demi d'HCl, et qu'il est digéré au bout de six heures avec adjonction de pepsine.

A = 0.133 °/₀	C = 0.150	} 0.150
T = 0.340	H = 0.000	
F = 0.190	α = 0.88	

b) 90 *minutes:* Liquide d'une quantité égale à 60 cc., acide au tournesol, donnant des réactions intenses avec le Günzburg et le papier du Congo. Peu de matières albuminoïdes. Uffelmann décoloré.

A = 0.200	°/₀ C = 0.230	} 0.270
T = 0.560	H = 0 040	
F = 0.290	α = 0.69	

c) 105 *minutes:* Contenu stomacal peu abondant 30 à 35 cc., d'odeur fade, presque neutre au tournesol; réactions positives mais faibles; ni peptones, ni matières albuminoïdes. Après quelques heures d'exposition à l'air, ce même liquide donne des réactions faibles avec le vert brillant qui devient à peine vert, avec le violet qui vire au bleu, avec l'orangé n° 3, la tropœoline et l'orangé n° 4 qui se foncent simplement en couleur.

A = 0.046 °/₀	C = 0.090	} 0.110
T = 0.490	H = 0.020	
F = 0.380	α = 0.288	

Schéma III. — Obs. II.

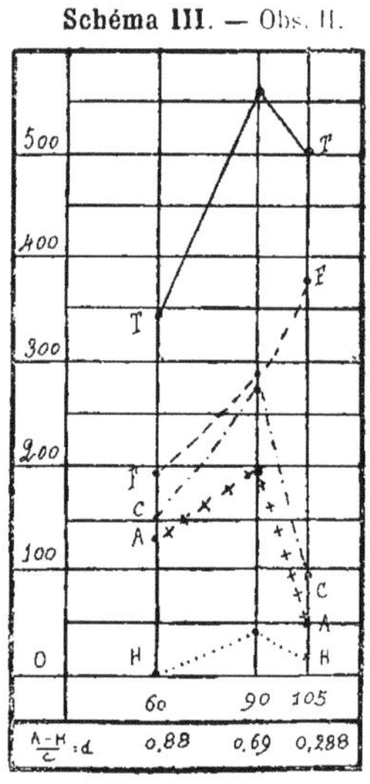

Discussion. — Nous pourrions recommencer, à propos de cet homme, plusieurs considérations déjà développées au sujet de l'observation I.

C'est ainsi que, si l'on considère l'ensemble du schéma, l'on voit qu'au bout d'une heure les réactions digestives sont fort peu avancées, et que la valeur de T est élevée. Cette hypersécrétion chlorée s'accentue de plus en plus, jusqu'à une heure et demie, moment où le summum de la digestion est atteint. Si l'on écarte cette durée prolongée de la digestion, on remarque que l'ensemble de la courbe suit la marche décrite par Hayem chez l'homme normal avec une particularité intéressante à propos de F. En effet, tandis que C s'élève de plus en plus jusqu'à 230 milligr., F, au lieu de s'abaisser, suit au contraire une courbe parallèle à C. Mais il est à remarquer que l'écartement entre T et F est près du double entre soixante et quatre-vingt-dix minutes, et que ce non-abaissement de F correspond par suite à un excès de sécrétion vérifiée par la rapidité de l'élévation de T.

Ce qui le prouve encore, et ce qui prouve aussi que F sert à la formation de C, c'est que la courbe de F, à partir de quatre-vingt-dix minutes, s'élève à pic et que l'écart diminue des deux tiers avec celle de T.

Ici le maximum de H est aussi au bout d'une heure et demie, comme pour les autres éléments.

En somme: 1° hypersécrétion des éléments chlorés (T et F), expliquant la marche même de ce dernier dans la première phase de la digestion; 2° retard dans la digestion, dont le maximum ne se produit qu'au bout d'une heure et demie; 3° valeur digestive légèrement diminuée, par suite de la valeur considérable de C, qui est sans doute à l'état de combinaisons moins acides que dans la normale. D'ailleurs la réaction faible des peptones, au bout d'une heure et demie, démontre la réalité de la valeur inférieure de la digestion, déjà exprimée par l'abaissement d'α sur la normale.

Observation III

(PERSONNELLE)

(Service de M. le professeur Mairet)

Met..., quarante et un ans, idiot, entré à l'asile en 1877, ne présentant aucun trouble du côté de l'appareil digestif ; bonne constitution. Cet homme travaille au dehors, et reçoit son alimentation à des heures fixes.

Nous avons examiné son suc gastrique au bout d'un quart d'heure, une demi-heure, trois quarts d'heure, après le repas d'Ewald.

a) 15 *minutes :* Contenu stomacal filant, visqueux, d'odeur fade, de couleur blanc jaunâtre. Quantité 90 cc. Réaction très faiblement acide au tournesol, négative avec le Günzburg.

A = 0.006 °/₀	C = 0.020	0.020
T = 0.360	H = 0.000	
F = 0.340	α = 0.3	

b) 30 *minutes :* Extraction très difficile à cause de la grande abondance de mucus qui rend le liquide stomacal visqueux. Quantité entre 25 et 30 cc.

Le liquide filtré est neutre au tournesol et au papier du Congo. Il donne une réaction positive avec le Günzburg.

L'Uffelmann est décoloré. Pas de peptones ; matières albuminoïdes.

A = 0.066 °/₀	C = 0.120	0,180
T = 0.520	H = 0.060	
F = 0.340	α = 0.5	

c) 45 *minutes :* Beaucoup de mucus dans le contenu stomacal, qui est neutre au tournesol et qui donne des réactions négatives avec le papier du Congo, de Günzburg et le biuret ; l'Uffelmann, décoloré, passe tant soit peu au jaune.

A = 0.023 °/₀	C = 0.045	0.045
T = 0.460	H = 0.000	
F = 0.415	α = 0.51	

Schéma IV. — Obs. III.

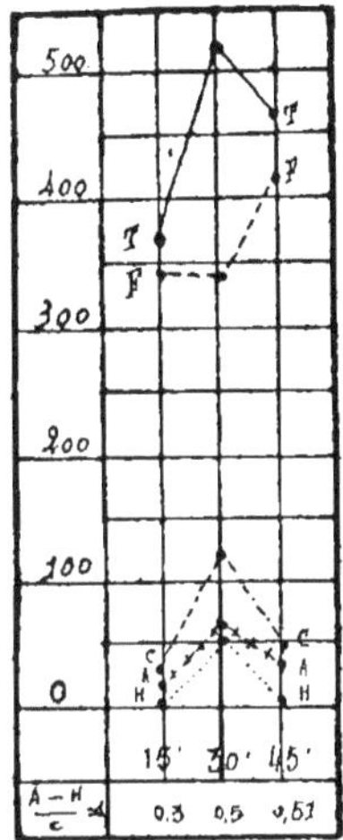

URINES DES 24 HEURES Moyenne de plusieurs jours			
Quantité	Densité	Urée	Chlorures
2475	1016	32.58	23.14

Discussion. — Nous retrouvons ici encore un fait qui nous a frappé chez les deux sujets précédents, à savoir la valeur élevée d'emblée de la sécrétion chlorée de l'estomac, marquée dans la courbe par la place élevée que tiennent T et F déjà au bout d'un quart d'heure. En effet, T et F qui sont, on peut dire, au même niveau, ont une valeur de 350 milligr. au lieu de 180 et 250 (normale d'après Hayem). La sécrétion chlorée n'est pas seulement augmentée, elle est très exagérée pendant toute la première période de la digestion, et T arrive ainsi à un maximum de 520 milligr.

La valeur F, qui est aussi très élevée, ne fléchit pas et se maintient à 250 milligr. pendant toute la première période de la digestion. Comme nous l'avons dit pour les précédentes observations, le fait de l'immobilité de F ne préjuge pas de son utilité ou de son inutilité dans les réactions chimiques ; elle n'indique qu'une action de sécrétion pour F comme pour T, mais l'écart est relativement bien moindre que pour les courbes précédentes. En effet, si nous considérons la partie inférieure du tableau, nous voyons que les réactions digestives, loin d'être exagérées, sont diminuées; le maximum de C ne dépasse pas 120 milligr., tandis que dans la normale il arrive à 170. Cela nous explique, comme nous venons de le faire prévoir, pourquoi F a si peu fléchi. De plus, la qualité de C doit être tout à fait inférieure, si l'on considère qu'il est bien plus élevé que A, dont la valeur est ici plutôt en rapport avec la quantité de H que de C. Il faut donc admettre que C est d'une qualité très inférieure à ce moment.

Mais un fait qui domine l'ensemble du schéma, c'est que le processus digestif est singulièrement raccourci, et que son évolution se fait en trois quarts d'heure, avec maximum au bout d'une demi-heure, au contraire des cas précédents où il était ralenti.

En résumé : 1° hypersécrétion chlorée très manifeste; 2° exagération de cette sécrétion chlorée pendant la première phase de la digestion; 3° valeur des réactions digestives mauvaises, et qualité inférieure du chlore combiné, si l'on s'en rapporte à la faiblesse du quotient α, et qui est vérifiée par l'absence presque complète de peptones; 4° processus digestif accéléré, puisque le maximum de la digestion a lieu au bout d'une demi-heure.

Telles sont les conclusions que nous tirons de cette observation.

Observation IV

(PERSONNELLE)

(Service de M. le professeur Mairet)

Ric..., imbécile, âgé de quarante et un ans, bien portant, employé dans l'intérieur de l'hôpital, accomplit un travail peu fatigant. Cet homme jouit d'un bon appétit, et ne présente aucun trouble digestif apparent. Nous avons analysé son suc gastrique à différentes reprises, au bout d'une demi-heure, une heure et une heure et demie.

a) 30 *minutes :* Liquide stomacal abondant (125 cc.), formant une bouillie incolore, à odeur aigrelette. Les résultats fournis par la méthode colorimétrique sont tous positifs ; le suc est acide au tournesol ; l'Uffelmann est décoloré ; réaction de l'amidon ; pas de peptones, ni matières albuminoïdes. Au bout d'une heure environ, les cubes d'albumine sont déjà attaqués sur leurs bords ; la digestion est rapide.

A = 0.070 °/₀   C = 0.165 } 0.185
T = 0.450   H = 0.020 }
F = 0.265 α = 0.303

b) 60 *minutes :* Contenu stomacal se présentant sous forme de liquide blanchâtre, à odeur fade, d'une quantité de 90 cc., acide au tournesol. Avec le Günzburg on a un abondant dépôt de cristaux rouges : le Congo passe au bleu, le vert brillant au vert jaune ; le violet vire au bleu, la tropœoline au rouge vif ; Uffelmann décoloré et passant un peu au jaune. Albumine décelée par chaleur, réaction de l'amidon et de l'érythrodextrine.

A = 0.273 °/₀   C = 0.180 } 0.370
T = 0.640   H = 0.190 }
F = 0.270 α = 0.35

c) 90 *minutes :* On obtient 100 cc. de liquide filtré, incolore, très liquide et limpide, acide au tournesol. Résultats positifs et intenses avec le Günzburg et le papier du Congo. Uffelmann décoloré passant au jaune.

A = 0.133 °/₀   C = 0.060 } 0.175
T = 0.675   H = 0.115 }
F = 0.500 α = 0.3

Discussion. — Chez cet homme encore, l'ensemble des actes digestifs est d'accord avec la théorie, mais ici nous trouvons certaines particularités qui devraient faire placer cette observation dans les cas pathologiques ; elle nous servira pour ainsi dire d'introduction à l'étude des maladies gastriques, quoique cet homme n'ait jamais présenté le moindre signe de quelque trouble du côté de l'estomac.

On constate encore ici une hypersécrétion très considérable de T, laquelle persiste encore même après la terminaison des réactions chimiques. Les chlorures fixes sont employés en grande quantité, et en effet la valeur de C est très élevée déjà au bout d'une demi-heure.

Schéma V. — Obs. IV.

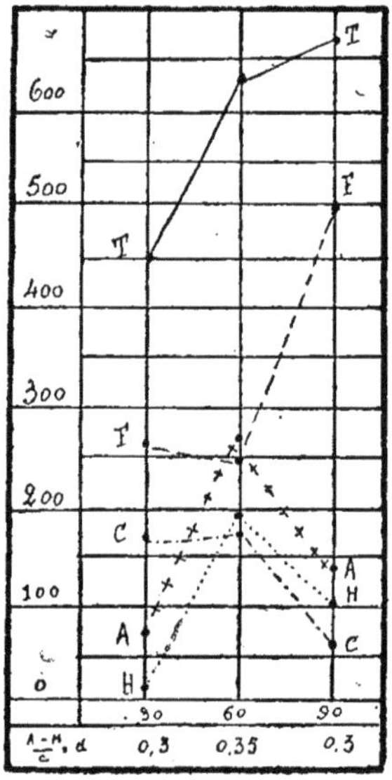

URINES DES 24 HEURES Moyenne de plusieurs jours			
Quantité	Densité	Urée	Chlorures
2450	1015	22.62	32.10

L'acidité totale (A) ne suit pas la marche de C, mais, très faible au bout d'une demi-heure, elle monte rapidement, et devient très considérable au bout d'une heure. Elle suit en somme surtout les variations de H, qui est sécrété en quantité bien plus considérable que dans la normale, puisqu'il atteint le taux de 1 gr. 80 par litre au bout d'une heure.

Il y a évidemment chez ce malade un trouble considérable dans les réactions digestives, qui se manifeste principalement par l'élévation de l'élément H, et la valeur relativement faible de C, ce qu'exprime nettement le quotient α qui est très faible.

Cet homme est, il est vrai, un gros mangeur, et examiné de plus près ne présente qu'un léger degré de dilatation stomacale. C'est une déviation du type normal, confinant à l'état pathologique, quoique cet homme soit très bien portant.

Quelle est la raison de cette élévation si considérable de H ? Nous ne saurions répondre à cette question ; mais, dans tous les cas, cet H si élevé marche de pair avec une acidité totale trop faible pour le facteur (H+C), d'où la conclusion fatale : mauvaise qualité de C.

En somme cet homme présente :

1° Une hyperexcitabilité sécrétoire ;

2° Une acidité totale très élevée, surtout à une quantité très considérable d'HCl libre ;

3° Un quotient α très diminué, ce qui correspond à une réaction presque nulle des peptones ;

4° Une digestion dont le maximum se fait dans le temps normal, au bout d'une heure.

Nous voyons donc que, chez les hommes que nous avons examinés, le processus stomacal dans son ensemble se rapproche considérablement de celui de l'homme sain, tel qu'il a été établi par MM. Hayem et Winter. L'étude comparative de nos schémas et de celui de ces auteurs vient confirmer pleinement leur théorie du chimisme stomacal, telle qu'ils l'ont exposée dans leur livre et dans diverses publications. Si dans nos observations certains des éléments chlorés s'écartent des chiffres donnés par MM. Hayem et Winter, il faut tenir compte de diverses particularités dans le *processus de sécrétion* et dans les *réactions digestives* ; nous les avons déjà signalées chemin faisant à propos de chacun de ces individus.

Cependant nous devons insister sur l'élévation très considérable de T et de F dans toutes nos observations. Ces deux éléments atteignent des chiffres très élevés, doubles ou même au delà des chiffres donnés par MM. Hayem et Winter. Nous avons expliqué ce fait en attribuant cette valeur exagérée à deux causes : excès des chlorures dans l'alimentation et hyperexcitabilité sécrétoire de la muqueuse gastrique.

Dans le régime de l'hôpital, les aliments sont excessivement salés, ainsi que nous avons pu nous en convaincre nous-même à plusieurs reprises ; les légumes, les ragoûts sont très riches en chlorure de sodium, et le pain donné à ces hommes contient un tiers de plus de NaCl que le pain de fabrication urbaine.

Ce qui montre encore la richesse très grande du sérum sanguin en chlorures, c'est la quantité très abondante que tous ces hommes en éliminent par les urines. L'excrétion de NaCl par cette voie élimine, chez eux, de 20 à 25 grammes de chlorure de sodium en vingt-quatre heures. Ne pourrait-on même pas voir, dans cette richesse insolite des humeurs en NaCl, une cause de cette hyperexcitabilité sécrétoire de la muqueuse gastrique, dès que les aliments viennent la mettre directement en jeu ?

Voilà, pour ce qui regarde la fonction sécrétoire de l'estomac, ce qui nous explique les valeurs très élevées de T et de F et ce qui fait que F ne fléchit que fort peu sur la courbe, même à la période maxima de la digestion.

Mais si l'on considère les éléments que donnent la clé des réactions chimiques de la digestion, nous voyons d'abord qu'au point de vue de la marche de ces réactions, la digestion peut être accélérée ou ralentie, atteindre son maximum au bout d'une demi-heure (obs. III) ou seulement au bout d'une heure et demie (obs. I, II); dans l'observation IV, le maximum a été atteint au bout d'une heure.

A quelle influence attribuer ces variations dans la rapidité de la digestion ? Mora, dans sa thèse, a voulu démontrer l'influence de l'âge sur les digestions, et ses tableaux montrent, en effet, chez des hommes de quarante ans, un retard dans le processus digestif : ces hommes ont un ralentissement de la digestion. Mais ce n'est pas ici la seule cause à faire intervenir, puisque tous nos malades avaient le même âge, à peu de chose près, et que tantôt la digestion a été ralentie, tantôt accélérée, tantôt normale.

La cause réelle nous paraît difficile à donner ; mais, comme la majorité a présenté du ralentissement, nous inclinerons volontiers à croire que l'âge peut agir sur le processus de la digestion en ralentissant sa marche. Et cependant, chez des hommes beaucoup plus âgés que nos sujets, on a trouvé des réactions parfaitement normales.

M. Hayem est revenu sur ces digestions accélérées ou ralenties (*Soc. méd. des hôp.*, séance du 16 octobre 1891), et il montre que l'accélération du processus digestif s'accompagne d'une évacuation précoce de l'estomac, ce qui était aussi le cas du sujet de l'observation III. Mais, tandis que M. Hayem voit la digestion traîner encore longtemps après ce maximum brusquement atteint, chez notre sujet il y a eu accélération réelle portant sur toute la durée du processus, qui a été complètement terminé en moins d'une heure. Ce fait distinguerait notre observation de celles de M. Hayem, qui ont trait à de véritables hyperpeptiques.

M. Hayem n'a fait aussi porter ses observations de digestion ralentie que sur des cas pathologiques, et il ajoute, dans cette même communication, déjà citée, que les autres types de la digestion ralentie ne lui sont pas encore suffisamment connus pour qu'il tente actuellement de les préciser. Nos deux observations (obs. I et II) montrent que cette variation peut se montrer chez des hommes d'un âge déjà assez avancé et sans trouble digestif quelconque. Il y a simplement un retard dans l'activité digestive, dont le maximum n'est atteint qu'au bout d'une heure et demie, au lieu d'une heure.

On peut tirer de ces faits, comme conclusion pratique pour l'étude des cas cliniques, qu'une seule analyse ne sera pas toujours suffisante, et que, dans certains cas du moins, trois analyses seront nécessaires, à divers moments de la digestion (une demi-heure, une heure et une heure et demie).

La valeur du chlore combiné a toujours marché de pair avec la réaction du biuret, et le maximum de C a été en correspondance directe avec le maximum de la réaction des peptones. Quand il y avait ralentissement du processus digestif, avec hypersécrétion de F cependant, nous avons vu au bout d'une heure la réaction de la syntonine et des peptones exister seule, et la réaction des peptones ne venait qu'au moment de l'apogée des réactions chloro-organiques et le minimum de F.

Dans certains cas cependant, malgré une valeur assez élevée ou normale de C, la réaction des peptones est demeurée toujours excessivement faible, mais la valeur α nous a toujours, dans ce cas, indiqué la qualité inférieure de C. Il semble qu'il puisse arriver, dans le cas de digestions ralenties, en particulier (obs. I), que bien que C soit de bonne qualité, α demeure inférieur à cause de l'élévation de H. Ce qui le prouve, c'est que, au bout d'une heure et demie, par exemple, quand le travail digestif a atteint son maximum, l'excès de H ayant disparu, on trouve des chlorures combinés de qualité excellente, ainsi que le marque un quotient α normal.

Dans quelques cas nous n'avons pas décelé chez les sujets examinés l'existence d'acides organiques pendant les diverses périodes de la digestion; le réactif d'Uffelmann a presque toujours été complètement décoloré. Ce réactif n'est malheureusement qu'un procédé très approximatif, et il est à regretter qu'on n'ait pas encore de méthode chimique plus rigoureuse, pour déceler et doser, approximativement du moins, les divers acides organiques qui peuvent se développer dans la cavité stomacale.

Quant au dosage de l'acide chlorhydrique libre, nous avons essayé comparativement les réactifs colorants et la méthode Hayem-Winter.

Nous avons surtout essayé le violet de méthyle, la tropœline, le rouge Congo, le vert Lépine, et enfin le réactif de Günzburg.

Ces réactifs se sont montrés de valeur très variable. Les uns, comme le violet de méthyle et le rouge Congo, n'ont qu'une valeur très relative; ils indiquent simplement l'existence d'HCl libre dans l'estomac, mais là se borne leur utilité. Cette utilité est fort précaire, comme nous l'avons démontré dans la partie physiologique, d'autant plus que le violet passe également au bleu en présence d'acides organiques en quantité suffisante.

La tropœoline et le vert Lépine ont certainement une bien plus grande valeur dans le dosage de l'HCl libre; mais ces réactifs, fort sensibles pour un œil exercé, sont soumis à de trop fortes variations d'un individu à l'autre dans l'appréciation des teintes caractéristiques, et ils ne peuvent servir réellement qu'à faire des dosages qui varient dans de trop fortes limites, de 1 à 2 et à 4 grammes pour 1000.

Le réactif de Günzburg est certainement le réactif colorant qui soit à la fois et le plus commode et le plus sensible. Il ne demande qu'une petite quantité de suc gastrique, ce qui est très important dans certaines analyses, et il décèle des quantités minimes d'HCl libre. De plus, grâce au procédé de dilution employé (Thèse de G. Lyon), on arrive à doser très approximativement la quantité d'acide minéral libre; nous sommes arrivé, en nous servant de cette méthode, à des dosages qui se rapprochaient beaucoup de ceux qui nous étaient fournis par le procédé Winter, mais cependant nous avons constaté souvent un écart assez sensible.

Nous ne pouvons donc souscrire entièrement à l'opinion

de Bouveret, qui, pour éviter une perte de temps considérable, conseille de laisser de côté la capsule *b*, dans le procédé Winter, mais de se borner au dosage de a et de c, en remplaçant le dosage de l'H libre par le Günzburg ou le Lépine.

Cette manière de faire permet évidemment de gagner du temps, mais elle est incorrecte, car elle enlève toute précision à une méthode qui a la précision parmi ses principales qualités. Mais on pourra suivre le conseil de Bouveret dans les cas où le suc gastrique est en quantité trop faible, où le temps pour faire l'analyse complète ferait absolument défaut.

Nous avons fait suivre ces divers procédés de la digestion artificielle, en faisant agir le suc gastrique pur, ou en ajoutant dans quelques cas une faible quantité d'HCl ou de pepsine. Cette méthode n'a jamais apporté de nouvel élément d'appréciation qui ne nous ait déjà été fourni par la méthode de Hayem.

Nous ne pouvions pas négliger l'examen des urines chez nos malades au point de vue de leur quantité et de leur richesse en urées et en chlorures. Quand nous arriverons à l'étude clinique, nous aurons certaines considérations intéressantes à faire valoir à ce propos. Chez les hommes normaux quant à leur estomac, nous déjà noté la haute quantité de chlorures éliminés ainsi que l'abondance du liquide urinaire émis. Il faut attribuer cet état à l'ingestion abondante de chlorure de sodium, qui a un effet diurétique bien établi.

En résumé, nous tirons de nos observations les conclusions suivantes :

I. — Le processus digestif chez nos idiots et nos imbéciles suit la marche générale de la digestion de l'homme normal indiquée par Hayem et Winter. Il évolue dans un laps de temps normal (obs. I), ou bien il est accélérée (obs. III), ou bien il est ralentie (obs. I et II). Dans ces deux derniers cas, la digestion atteint son maximum au bout d'une demi-heure et d'une heure et demie. L'âge paraît avoir une certaine influence dans ces variations de durée.

II. — La sécrétion chlorée (T et F) est bien plus riche chez nos sujets que dans la normale de Hayem. Cette anomalie s'explique par la richesse de l'alimentation en chlorures et par l'*hyperexcitabilité sécrétoire* de la muqueuse, démontrée par l'accroissement rapide de ces éléments non seulement pendant la première phase de la digestion, mais encore par la persistance de cet accroissement ou par une très petite diminution dans la seconde période (obs II, III, IV), et même pendant plus de deux heures (obs. I).

III. — Cette hyperexcitabilité sécrétoire peut correspondre à des réactions chimiques supérieures à la normale (obs. I, II), mais aussi à des réactions inférieures, comme dans les obs. IV et surtout III.

IV. — La valeur de C est un élément d'appréciation absolument indispensable, mais sa valeur isolée n'a qu'une utilité très limitée si on ne peut la comparer à celle des autres facteurs de réactions chimiques : A, H et F.

Le quotient α indique bien réellement dans la majorité des cas la qualité des combinaisons organiques, et par conséquent des actes digestifs; mais sa valeur, chez un même individu, peut être variable suivant le moment de la digestion quand celle-ci est ralentie ou accélérée. α peut être abaissé au bout d'une heure, tandis qu'il est absolument normal au bout d'une heure et demie et correspond alors au maximum de peptonisation.

Il est donc absolument nécessaire de ne pas borner son analyse à une heure déterminée, mais de faire trois analyses pour chaque cas au bout d'une demi-heure, d'une heure et d'une heure et demie.

La valeur de α peut être modifiée par la valeur exagérée de H ; il faut tenir grand compte de la cause qui fait varier α : valeur très élevée de C par rapport à A ; valeur trop forte de H par rapport à C et à A....., etc.

Chacun de ces éléments prendra une importance très grande quand il s'agira de cas pathologiques.

V. — Le dosage isolé de H étant de faible importance, les réactifs colorants perdent à peu près toute valeur. Au point de vue de leur valeur intrinsèque pour le dosage de l'HCl libre, elle est très médiocre pour le violet et le rouge Congo ; le Lépine et la tropœoline ne donnent que des résultats trop peu précis. Le Günzburg seul à une valeur réelle. Mais l'analyse complète par le procédé Hayem-Winter donnera seule des résultats précis, d'autant plus que si elle est un peu longue elle évite des manipulations d'ordre différent.

VI. — On devra toujours faire suivre l'analyse par le procédé Winter de la recherche de Günzburg et de la recherche des peptones, comme moyen de contrôle. Les digestions artificielles n'apporteront pas grand élément nouveau d'appréciation.

VII. — Chez nos idiots, nous avons trouvé une hyperexcitabilité sécrétoire très considérable, et en général le quotient α est demeuré au-dessous de la normale donnée par MM. Hayem et Winter; dans un cas même il s'est montré très inférieur.

L'idiot paraît avoir un estomac qui, tout en étant en hyperexcitabilité fonctionnelle, ne produit qu'un travail réel médiocre.

SECONDE PARTIE

ÉTUDE CLINIQUE

CHAPITRE PREMIER

Considérations générales sur les dyspepsies

On indique par le mot général de dyspepsie toute digestion qui se fait mal. Mais ce mot n'indique en somme que la viciation des fonctions mêmes de l'estomac ; il ne préjuge nullement de la nature des lésions qu'ont amené cette viciation.

On peut dire que le mot dyspepsie ne s'applique pas à la maladie elle-même, mais aux résultats de la maladie. Cette notion est intéressante à dégager quand on cherche à faire une classification pathogénique des maladies de l'estomac. Jusqu'à maintenant on ne peut pas se flatter d'avoir atteint un pareil résultat, et, parmi toutes les classifications proposées, nous n'essaierons même pas de faire un choix.

On a voulu classer les maladies de l'estomac d'après la prédominance soit des phénomènes nervo-moteurs, soit des phénomènes chimiques, soit des lésions anatomo-pathologiques. Si l'on va au fond des choses, on voit qu'en clinique, chez le malade, chacun des cas présente un ensemble de symptômes en rapport avec chacune des fonctions de l'estomac. Que l'on ait affaire à une ulcération, à un cancer, à une gastrite alcoolique ... , il faudra toujours tenir compte et de l'influence nervo-motrice, et du pouvoir sécréteur, et du pouvoir digestif de cet estomac; il faudra songer aussi que les divers états sont variables suivant le moment de l'évolution de la maladie.

Ce n'est que quand on aura recueilli des faits cliniques nombreux, étudiés dans la symptomatologie et l'intimité des fonctions, que l'on pourra essayer d'établir une classification raisonnable.

C'est ce que comprend fort bien M. Hayem, quand il dit (*Soc. méd. des hôpit.*, 18 juillet 1890): « Le chimisme stomacal ne peut être considéré que comme un élément symptomatique propre à faciliter le diagnostic ; on doit se garder de confondre le type chimique avec le type nosologique. Il y a lieu d'insister d'autant plus sur ce point que, dans les dernières années, on a fait preuve, en pathologie stomacale, d'une tendance trop marquée d'élever, à la hauteur d'une espèce, un symptôme ou un groupe de symptômes. »

Cependant les actes chimiques de la digestion sont certainement les plus importants; et c'est en se basant sur les données physiologiques que nous avons déjà exposées, que Leube, Ewald et son École, se contentent de doser l'acidité totale, qui est représentée, d'après eux, par l'HCl libre; ils admettent des dyspepsies par *hyperacidité* et par *hypoacidité*. Germain Sée ne fait que changer les mots, quand il parle d'*hyper* et d'*hypochlorhydrie;* c'est toujours le dosage de l'HCl libre qui est le pivot de la pathologie et de la thérapeutique stomacales.

MM. Hayem et Winter, grâce à leur nouvelle méthode, démontrent l'erreur de leurs devanciers. Ils n'estiment plus l'intensité du processus digestif d'après la proportion d'HCl mis en liberté, quantité qui est variable et qui peut même être nulle, mais c'est la quantité C qui devient pour eux l'élément le plus important, car il donne en somme une mesure indirecte de la peptonisation. Cette quantité de C est augmentée ou diminuée; mais, même quand elle est augmentée, sa valeur peut être variable, et le quotient α permet d'apprécier la qualité bonne ou mauvaise de C, et les caractères de l'acidité totale. « La faiblesse de la digestion des albuminoïdes, disent MM. Hayem et Winter, malgré l'hyperpepsie et l'hyperchlorhydrie est, croyons-nous, un des faits nouveaux les plus curieux que nous ayons mis en lumière. Il permet de comprendre ces cas pathologiques dans lesquels l'appétit est conservé, le travail stomacal intense en apparence, bien que les individus soient atteints de troubles de la nutrition générale et d'amaigrissement. »

Lorsqu'il y a, en même temps qu'exagération du travail stomacal, exaltation des réactions digestives, il y a *hyperpepsie* (digestion exagérée); les cas contraires sont désignés sous le nom d'*hypopepsie* (digestion affaiblie); il y a enfin des faits intermédiaires dans lesquels l'étude du chimisme stomacal ne révèle que peu de chose et qui sont les cas de *dyspepsie simple*. Chacune de ces classes comprendra de nombreux types suivant les valeurs respectives de chacun des éléments chlorés.

Quand nous aurons étudié nos observations personnelles, nous essaierons de jeter un regard d'ensemble sur la pathogénie de ces maladies de l'estomac.

CHAPITRE II

Recherches personnelles

Dans nos observations personnelles, qui se rapportent à des cas pathologiques, nous avons suivi la même marche que dans les observations de notre première partie. C'est-à-dire que, parallèlement à la méthode de MM. Hayem et Winter, nous avons employé les mêmes procédés dont nous avons apprécié plus haut la valeur : réactifs colorants, recherche des peptones..., etc. Les faits que nous apportons sont relativement peu nombreux, à cause de la difficulté d'en réunir un nombre considérable dans le petit espace de temps dont nous disposions.

Nous nous sommes toujours servi chez nos malades du repas d'Ewald, et nous avons examiné le liquide stomacal aux heures qui nous avaient paru les plus convenables dans notre première partie (une demi-heure, une heure et une heure et demie après le repas d'épreuve). Nous avons recueilli en même temps les urines de ces malades, de façon à voir s'il était possible d'établir quelque rapport entre les variations des éléments chlorés de l'urine et les mêmes éléments de suc gastrique.

Observation V

(Résumée d'après l'observation recueillie par M. Bosc, chef de clinique, service de M. le professeur Carrieu)

Dilatation de l'estomac. — Gastrosuccorrhée. — Hyperpepsie du premier type

Homme de trente-huit ans ; père et mère morts dans la démence ;

rien dans les antécédents héréditaires ; pas de syphilis, pas d'alcoolisme ; fume moyennement ; a *été un assez gros mangeur*.

Malade depuis dix-huit mois ; mais c'est surtout depuis un an qu'il éprouve les phénomènes qui l'ont amené à l'hôpital.

Il y a un an, le malade avait encore très bon appétit, les forces étaient conservées, mais, *une demi-heure après le repas il ressentait une sensation de lourdeur* au niveau du creux épigastrique ; cette sensation s'accentuait et faisait place à une *douleur vive*, tellement forte parfois, que le malade provoquait lui-même des vomissements, afin de calmer ses souffrances. Puis, au bout de quelque temps, deux ou trois heures après le repas, il éprouvait des douleurs vives au niveau de l'estomac et vomissait d'abondantes glaires aigres, ce qui amenait un soulagement dans la douleur.

S'il demeurait longtemps sans manger, il ressentait des douleurs très vives au creux épigastrique. Il était alors forcé de manger pour calmer ces douleurs, qui ne tardaient pas à reparaître. La nuit, apparition de douleurs semblables. Pyrosis le matin à son réveil, *vomissements glaireux très acides* qui lui brûlaient la gorge au passage. Pas de diarrhée, pas d'hémathémèses ni de mœléna ; appétit conservé, aucun dégoût pour les aliments, mais il ne peut les garder dans l'estomac.

Le malade a déjà suivi le régime lacté, qui l'a tant soit peu amélioré (les vomissements ont disparu à un moment donné, mais la douleur a toujours persisté.

Homme petit, maigre, de teint légèrement jaunâtre ; langue sale et sèche. Pas de douleur bien marquée à la palpation de la partie supérieure de l'abdomen, légère douleur à la région stomacale à la palpation profonde ; ventre légèrement tendu ; *estomac très dilaté ;* le tympanisme, à la percussion, remonte très haut au-dessus des fausses côtes et descend d'au moins trois travers de doigt au-dessous de l'ombilic. *Clapotage* très net, sans avoir besoin de faire boire le malade ; ce dernier l'entend lui-même quand il remue. *Pas de phénomènes neurasthéniques ;* pas de diarrhée, plus de vomissements, mais pyrosis et glaires le matin. Appétit conservé, peut-être même exagéré ; le malade mange de tout ; mais, dès qu'il mange quelque aliment solide, la douleur apparaît très rapidement et dure deux heures ; la crise se termine par des vomissements de glaires et de matières alimentaires en partie digérées.

Analyse : A deux heures trente de l'après-midi, on retire au moyen du tube de Faucher environ 100 cc. d'un liquide louche, mélangé de matières floconneuses grisâtres. On aurait pu en extraire, par simple expression, une quantité beaucoup plus grande. Le liquide filtré est examiné : il est très limpide, jaune citron clair, d'odeur très aigre, fortement acide au tournesol.

$$T = 0.800\ \%_0 \qquad C = 0.150 \Big\} \ 0.250$$
$$F = 0.550 \qquad H = 0.100$$

L'HCl libre est en grande quantité, et tous les réactifs ordinaires ont été fortement influencés, le violet de méthyle passe au bleu franc, et le Günzburg donne un abondant dépôt de cristaux rouges.

Analyse des urines : Quantité 1700 cc.; densité 1009; réaction acide. Urée 7 gr. 52.

Discussion. — Nous sommes évidemment chez le malade en présence d'un cas d'irritation fonctionnelle type de l'estomac, c'est-à-dire en présence d'un cas d'hyperpepsie bien caractérisé.

Nous trouvons en effet ici tous les caractères de cette déviation du processus stomacal : sécrétion très abondante, trop riche en éléments chlorés, exagération de la transformation de ces chlorures en HCl libre. Mais ici il y a encore quelque chose de plus et qui aggrave singulièrement le pronostic, c'est la valeur inférieure de C. L'estomac dépense une grande activité sécrétoire pour n'aboutir qu'à un résultat mauvais. *C'est donc un hyperpeptique qui digère mal.* Il représente absolument ces cas d'hyperpepsie du premier type d'Hayem qui se marquent par l'annotation suivante :

$$A + \qquad T + \qquad \left.\begin{matrix} C - \\ H + \end{matrix}\right\} +$$

Malheureusement ici l'acidité totale n'a pu être dosée, de telle sorte qu'on n'a pas la valeur d'α; mais, malgré cette lacune, nous avons les éléments principaux d'appréciation.

Nous sommes en présence d'un homme présentant une

dyspepsie douloureuse avec dilatation stomacale notable, amaigrissement, et ce fait si caractéristique de l'appétit conservé et même éveillé en pleine nuit ou longtemps après les repas. Il y a en même temps chez lui une sécrétion assez abondante pour qu'on puisse ranger ce cas parmi les faits de gastrosuccorrhée avec sécrétions exagérées d'HCl libre.

C'est là une forme des plus graves de l'hyperpepsie.

Observation VI

(Résumée d'après l'observation communiquée par M. Bosc, service de M. le professeur Carrieu)

Hyperpepsie avec digestion mauvaise et fermentations acides. Bons résultats du traitement.

Br... (Louis), quarante et un ans, garçon boulanger, depuis l'âge de onze ans éprouve des malaises dans la journée, à la moindre fatigue. Pesanteurs d'estomac après le repas.

A vingt et un ans il se marie, mais bientôt il éprouve des chagrins domestiques et se trouve souvent dans une profonde misère. Il exerce le métier pénible de garçon boulanger, et les douleurs stomacales augmentent. Vomissements fréquents, apparaissant aussitôt le repas ; souvent même ces vomissements survenaient avant la fin du repas.

Depuis l'âge de vingt ans, chaque année des crises douloureuses.

Il y a une dizaine d'années apparaissent en même temps des douleurs dans le dos. Puis la douleur au creux épigastrique augmente d'intensité et s'irradie dans les reins. Les paroxysmes se rapprochent et les douleurs surviennent dans l'intervalle des repas ; elles durent quelquefois toute la journée. Néanmoins l'appétit est conservé.

Il est déjà entré à l'hôpital pour ces phénomènes douloureux, il y a dix-sept mois. Il y séjourne un mois ou deux, et en sort en assez bonne santé, engraissé et ne ressentant plus de douleurs. On l'avait traité par les alcalins à haute dose.

Il y a un mois (août 1892), il ressent de nouveau des douleurs dans les reins et au creux épigastrique ; les douleurs accompagnent les repas, et se terminent par des vomissements, une heure ou deux après l'ingestion des aliments.

Ces vomissements sont constitués par des glaires verdâtres, très aigres, lui brûlant la gorge comme « du vitriol » ; dans cette grande quantité de glaires on trouve une partie des aliments précédemment ingérés.

Estomac dilaté, le clapotage se perçoit jusqu'au niveau de l'ombilic ; la palpation du creux épigastrique et de la région pylorique est douloureuse. Neurasthénie.

Le malade est mis au régime lacté, additionné de 15 grammes de bicarbonate de soude et de 10 centigrammes de poudre d'opium.

10 octobre. — Souffre toujours du côté de la grande courbure de l'estomac.

Ajouter au traitement : Teinture de noix vomique... XX gouttes.
Eau .... 20 grammes.

16 octobre. — Le malade va beaucoup mieux ; il ne souffre presque plus. Le clapotage stomacal se perçoit encore, mais l'estomac n'est plus douloureux à la pression.

19 octobre. — Vomissement très aigre, abondant, survenant à cinq heures du matin, brusquement, sans effort aucun, sans que le malade ait mangé auparavant. Toute la nuit le malade avait ressenti une sensation de brûlure au niveau de l'estomac.

Deux pilules d'extrait gommeux d'opium à 0 gr. 025 milligrammes.

Eau chloroformée saturée dédoublée, 200 grammes.

25 octobre. — Hydrothérapie sous forme d'arrosage.

Le malade sort le 28 octobre, n'ayant pas été amélioré dans, son état.

Il entre de nouveau le 5 janvier 1893, très affaissé, considérablement amaigri, et plus triste que jamais. Un mois avant sa rentrée, il aurait eu à deux reprises des *vomissements de sang* très abondants, ayant entraîné une anémie profonde.

Douleurs très vives au creux épigastrique ; douleurs de transfixion très nettes. Vomissements de sang. Etat neurasthénique très accentué.

On remet le malade au régime lacté, avec bicarbonate de soude à haute dose. On y ajoute l'eau chloroformée saturée, et du condurango.

Le 11 mars, le malade se trouve beaucoup mieux ; il est plus gai, sa figure est colorée, les douleurs sont moindres, les vomissements ont disparu ; le malade a engraissé considérablement.

Nous avons à dessein mis les analyses du suc gastrique à la fin de l'observation, afin qu'elles fussent plus faciles à comparer.

	Analyse I 23 octobre	**Analyse II** 11 mars
Temps.........	1 h. 1/2 après repas d'Ewald	1 h. 1/2 après repas d'Ewald.
Contenu stomacal	Très abondant, jaune, d'odeur aigrelette, sans matières alimentaires.	Abondant, d'odeur aigrelette, mélangé de pain en partie digéré.
Résidu.........	»	Pain en partie digéré, nombreux grains d'amidon, bacilles longs et mobiles.
Liquide filtré....	Limpide, légère teinte citrin ; acide au tournesol.	Q = 100 cc. ; louche au début, clair ensuite ; acide au tournesol.
Colorants — Congo......	Bleu.	Bleu.
Colorants — Violet.......	Bleu.	Bleu.
Colorants — Vert brillant.	Vert jaunâtre.	Vert jaune.
Colorants — Uffelmann...	Jaunâtre.	Décoloré.
Colorants — Solut. iodée.	Amidon + Erythrodextrine.	Amidon + Erythrodextrine.
Syntonine.......	Traces.	»
Propeptone.....	Traces.	»
Peptone........	Pas de peptones.	Peptones et matières albuminoïdes.
Digest. artificiel..	»	»
Procédé Winter — A	0.373 %	0.290 %
Procédé Winter — T..........	0.480	0.620
Procédé Winter — F..........	0.170	0.265
Procédé Winter — C..........	0 120	0.325
Procédé Winter — H..........	0.170	0.020
Procédé Winter — H + C......	0.290	0.345
Procédé Winter — $\alpha = \frac{A - H}{C}$	1.6	0.83

Discussion. — Cette observation est très intéressante à étudier, surtout si l'on tient compte des excellents résultats du traitement.

Cet homme est sans doute porteur d'un ulcère de l'estomac, ainsi que semblent l'indiquer les principaux symptômes de cette lésion que nous avons constatés chez lui : douleurs de transfixion, vomissements de sang, etc...

Schéma VI. — Obs. VI.

600		T.
500		
	T.	
400		
	A.	
300		C.
		A. F.
200		
	F. H	
100	C.	
0		H.
	90	
A-H 0		

Mais, qu'il y ait ulcère ou non, l'analyse par le procédé Winter nous a démontré chez cet homme l'existence d'une hypersécrétion très considérable, avec hyperpepsie, mauvaise digestion et présence de fermentations acides. On a traité ces derniers symptômes et l'amélioration a été considérable. Cette observation prouverait à elle seule combien l'analyse chimique a de l'importance pratique.

Comme dans l'observation précédente, l'acidité totale est augmentée, mais ici à un degré bien plus élevé, de même que l'acide chlorhydrique libre, qui atteint le chiffre très élevé de 1 gr. 70 pour 1000, tandis que la valeur de C demeure inférieure à la normale. Ce qu'on peut noter de la façon suivante :

$$A + \qquad T + \qquad \left.\begin{matrix} C - \\ H + \end{matrix}\right\} + \qquad \alpha +$$

Mais il est à remarquer qu'ici le quotient α (que nous n'avions pas pu avoir dans le premier cas) est très élevé et atteint la valeur de 1,6, ce qui indique la présence de fermentations acides, dues dans le cas présent à de l'acide lactique, ainsi que l'a décélé le réactif d'Uffelmann.

Cette dernière notion est importante pratiquement et complète un diagnostic qui était demeuré en suspens sur ce point pour le sujet de notre observation V.

Chez notre malade actuel, un fait non moins important était le peu de valeur de C marqué par la disparition de la réaction des peptones. Il est vrai qu'il faut tenir compte du fait que cette analyse n'a été faite qu'une heure et demie après le repas d'Ewald et que, par suite, la digestion était déjà avancée.

Mais nous avons dans la seconde analyse, faite au bout du même temps, un point de comparaison qui nous montrera quel était l'état réel de la digestion à ce moment.

Sous l'influence du traitement, bicarbonate de soude, régime lacté, hydrothérapie surtout (chez un neurasthénique prononcé), nous voyons la digestion se transformer d'une manière absolue, et l'analyse ne permettrait certainement pas de songer à un état antérieur aussi grave que celui que décelait la première analyse.

Si l'on compare, en effet, les deux colonnes du schéma VI, on verra une transformation radicale vers le bien.

La valeur de l'acidité totale est encore au-dessus de la normale, mais s'est abaissée fortement de 373 milligr. à 290; l'HCl est tombé de 170 à 20, chiffre au-dessous de la normale, et cependant le total (H + C) est plus élevé que dans la première colonne. Mais ici l'élévation de (H + C) n'est pas due à la valeur élevée de H, mais bien à celle de C. Le chlore en combinaisons organiques est monté de 120 à 315 milligr., et ce sont des combinaisons de bonne qualité puisque leur valeur est égale à celle de A (H étant nul), puisque le quotient α est égal à 0,83. D'ailleurs la réaction des peptones est devenue très abondante.

Il y a donc eu chez cet homme une amélioration excessivement considérable, à tel point qu'on pouvait, semblait-il, prononcer le mot de guérison quand cet homme a quitté l'hôpital. Il conservait cependant toujours une sécrétion stomacale exagérée et très abondante en chlorures.

Ici la tonicité rendue au système nerveux, l'éloignement des soucis, l'alimentation, la suppression de la douleur sont évidemment des éléments très surprenants à faire entrer en ligne de compte dans les résultats obtenus.

Observation VII

(PERSONNELLE)

(Service de M. le professeur Grasset)

Gastrosuccorrhée type avec dilatation stomacale, symptômes neurasthéniques, hyperpepsie à type grave. — Digestion accélérée mais longtemps continuée.

L... (Amédée), quarante-cinq ans, scieur de long depuis vingt-cinq ans, entré le 29 avril 1893. *Fièvre typhoïde* il y a une douzaine d'années. Cet homme n'est pas un gros mangeur, mais il a l'habitude de *manger vite*. Pas d'excès alcooliques, le malade boit environ un litre et demi de vin par jour; il *absorbe d'assez grande quantité d'eau;* il boit parfois un demi et même près d'un litre d'eau d'un trait.

La maladie a débuté il y a trois ans, par une sensation de gonflement de l'estomac et par des vomissements alimentaires survenant trois à quatre heures après le repas. Les vomissements étaient constitués par un liquide verdâtre, aigre, abondant, dans lequel on trouvait les aliments précédemment ingérés. *Pas la moindre douleur,* le malade n'a jamais accusé qu'une sensation de gonflement de l'estomac.

Quelque temps après ce début, le malade éprouve de *violents chagrins* de famille, et, à partir de ce moment, son état s'aggrave ; vomissements plus fréquents, survenant jusqu'à deux et trois fois par jour ; amaigrissement, diminution des forces, mais aucune douleur. Tombé dans un profond marasme, sans ressources, le malade entre à l'hôpital de Forcalquier il y a un an ; il est mis au régime lacté et on lui fait des lavages de l'estomac. Ce traitement n'est pas poursuivi, et l'amélioration qu'il avait apportée disparaît vite. A sa sortie, les vomissements reparaissent fréquents et abondants ; la maigreur devient extrême, et une tristesse profonde envahit plus que jamais le malade.

Deux mois après sa sortie, L... aurait, dans un vomissement, rendu des matières noires comme du café (?) Il y a trois mois enfin, à la suite de grands efforts faits dans une crise de vomissements, le malade aurait rendu un caillot sanguin gros comme une noix (?)

Le malade est très amaigri, les pommettes sont saillantes ; estomac très dilaté ; *clapotage très net* perçu par le malade, qui l'a remarqué depuis deux ans, et qui le produit à volonté. Les vomissements surviennent environ trois heures après le repas, même quand le malade n'a pris que du lait. Ils sont précédés d'une sensation pénible de gonflement de l'estomac et de régurgitations très aigres. Ils sont très acides et provoquent un agacement pénible des dents. L'exercice les fait apparaître plus vite, le repos après le repas retarde leur apparition, mais ne les empêche pas.

Examen du suc gastrique. — Le 12 mai, on examine le contenu stomacal, *une heure après le repas d'Ewald.* Le liquide retiré par expression est vert et très liquide. Filtré, ce liquide a encore des reflets verdâtres, il est acide au tournesol, et donne avec le papier de Congo, le Günzburg et le vert brillant les réactions de l'HCl en grande abondance. Uffelmann simplement décoloré. Réaction des matières albuminoïdes.

A = 0.193 °/₀	C = 0.200	} 0,285
T = 0.635	H = 0.085	
F = 0.350	α = 0.54	

On fait l'essai des digestions artificielles ; le cube d'albumine est presque totalement digéré au bout de six heures ; l'adjonction de pepsine retarde la digestion, au point qu'elle n'est pas commencée au bout de vingt heures.

Le malade est mis au régime lacté absolu et il lui est fait un lavage de l'estomac chaque jour.

13 mai. — On extrait 1800 cc., de liquide stomacal, après quoi on perçoit encore le clapotage.

15 mai. — Analyse du contenu stomacal deux heures après la soupe du matin ; contenu à une odeur nauséabonde, coloration rosée, débris

alimentaires non digérés. Le liquide filtré deux fois conserve cette teinte rose qui gêne un peu pour l'analyse par les colorants ; — il est acide au tournesol et donne les réactions de l'HCl en grande quantité ; l'Uffelmann est décoloré ; réaction des matières albuminoïdes.

A = 0.180 °/₀	C = 0.200	0.300
T = 0.800	H = 0.100	
F = 0.500	α = 0.4	

16 mai. — Le contenu stomacal est examiné *une demi-heure après repas Ewald.* Liquide abondant, acide au tournesol, donnant des réactions très nette avec la méthode colorimétrique ; l'Uffelmann passe au jaune ; réaction des peptones ; quelques centimètres cubes de ce liquide traité par de l'alcool et de l'acide sulfurique dégagent une légère odeur d'ananas (ce qui semble indiquer la présence d'acide butyrique).

A = 0.167 °/₀	C = 0.280	0.310
T = 0.590	H = 0.030	
F = 0.280	α = 0.49	

Digestion artificielle excellente ; le cube d'albumine est attaqué au bout de quelques heures.

Traitement : { Craie préparée / Bicarbonate de soude } ââ 2 grammes en 5 paquets

régime sec, viande rôtie et légumes secs. Douche quotidienne. Sous l'influence de ce traitement, les vomissements disparaissent presque totalement, mais bientôt le malade présente de l'œdème des membres inférieurs et de la bouffissure à la face. Aussi, malgré l'amélioration constatée, bien que le malade se sente beaucoup plus de forces, que le poids du corps (qui était de 43 kil. 500) soit remonté à 53 kilos, ordonne-t-on de nouveau le régime lacté absolu.

Peu de jours après, les vomissements reparaissent, acides et abondants.

Le 3 juin, nouvel examen du contenu stomacal au bout *d'une heure après repas Ewald.* Liquide abondant, acide, donnant les réactions de l'HCl avec tous les colorants ; Uffelmann décoloré ; réaction des peptones et des matières albuminoïdes.

A = 0.200 °/₀	C = 0.230	0.290
T = 0.600	H = 0.060	
F = 0.310	α = 0.65	

DATES	QUANTITÉ	DENSITÉ	URÉE des 24 heures	CHLORURES des 24 heures	PHOSPHATES	$\frac{U}{C} = R$	OBSERVATIONS
17 mai	1200	1017	19.08	1.20	1.86	15.9	Rég. sec, douche et lavage
18 —	800	1017	14.48	0.920	1.04	16.0	—
19 —	750	1021	14.02	0.975	1.05	14.0	—
20 —	550	1023	6.32	1.155	»	5.4	—
21 —	650	1023	6.05	1.235	1.183	5.0	—
22 —	500	1022	6.95	1.45	1.25	4.7	—
23 —	550	1025	7.53	1.485	1.320	»	—
24 —	600	1023	9.36	3.06	0.870	3.05	—
25 —	700	1023	9.43	2.59	1.47	»	—
26 —	900	1024	10.89	5.67	1.71	»	—
27 —	1000	1021	7.69	5.40	1.75	1.4	Rég. lacté.
28 —	1200	1021	23.028	16.08	3.84	1.4	—
29 —	2750	1015.5	38.107	26.362	3.437	»	—
30 —	2350	1015	14.85	12.69	»	1.1	—
31 —	3050	1010	16.74	19.52	»	0.8	Traces d'alb.
1er juin	1650	1011	6.60	7.755	»	0.8	
2 —	1500	1011	7.83	7.8	1.05	1.0	Traces d'alb.

Schéma VII. — Obs. 7.

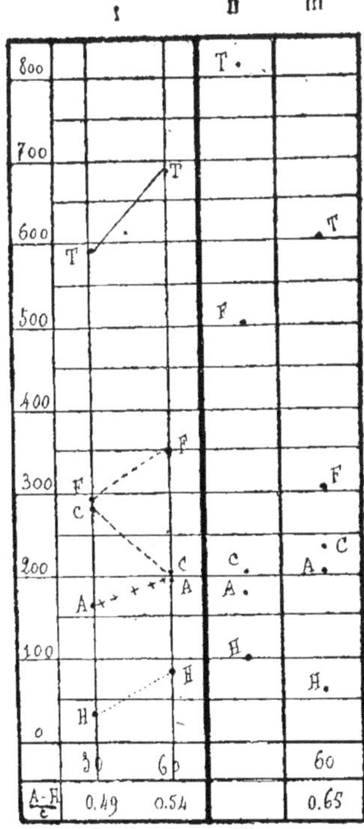

Nota. — *Lire* T = 635, *au lieu de* 680

Discussion. — Chez ce malade atteint de gastrosuccorrhée très marquée, les produits de sécrétion sont riches en chlorures, T et F sont très élevés. Mais c'est surtout la marche des éléments C, A et H qu'il est intéressant de considérer. Déjà, au bout de trente minutes, les réactions digestives paraissent intenses et atteignent le degré de la digestion normale au bout d'une heure. Elles le dépassent même, puisque C atteint 300 milligr.; d'ailleurs la réaction des peptones est nette à ce moment. Cependant si l'on tient compte de la valeur α, on la trouve fortement diminuée, ce qui tient à la haute valeur de C, qui dépasse de beaucoup l'acidité totale, de telle sorte que l'on est évidemment en présence de combinaisons chloro-organiques de mauvaise qualité. Il y a donc une suractivité de l'estomac, mais ce n'est pas un travail profitable. La valeur H est déjà élevée au début, elle ne cessera de s'élever jusqu'à la fin de la première heure, où elle atteint le chiffre de 85 milligrammes, tandis que C diminue de plus en plus.

Il y a donc évidemment une déviation complète du processus digestif, déviation portant au début simplement sur la qualité de C (peut-être par production exagérée d'H), mais avec production, dans la seconde phase, d'actes chimiques anormaux produisant de l'HCl libre au détriment de C. Et si à ce moment α semble s'élever et atteint 0,54, au lieu de 0,49, cela n'indique pas que la digestion s'améliore, car l'élévation constante de H indique une perversion de la digestion.

Au bout de deux heures, cette perversion est encore plus notable ; car, si l'on s'en rapporte à une analyse du contenu stomacal recueilli deux heures après le déjeuner du matin (soupe), l'on trouve une quantité encore plus considérable d'HCl qui atteint 1 gramme par litre. Ce fait rentre dans la catégorie des digestions accélérées dont parle M. Hayem, et dont nous avons dit quelques mots dans notre première partie, mais qui laissent ensuite l'estomac dans un travail continuel : la digestion ne finit jamais.

Il y a en effet chez ce malade une hypersécrétion gastrique très considérable, une véritable gastrosuccorrhée, avec déviation des actes digestifs, rentrant dans la catégorie des hyperpepsies qualitatives à type grave mais sans fermentation organique de M. Hayem. En effet α est très abaissé, et d'ailleurs l'Uffelmann est complètement décoloré.

Nous sommes donc en présence de ce que l'on désigne sous le nom de *gastrosuccorrhée avec hyperchlorhydrie.* Mais ici l'analyse par le procédé Winter permet de déceler la gravité particulière du cas, en montrant la progression de la digestion vers le mal, à mesure qu'on s'écarte du repas. Il y a chez cet homme non seulement mauvaise qualité de C, mais encore et surtout perversion des réactions qui amène la formation de plus en plus grande d'HCl. Nous aurons donc fatalement une nutrition générale mauvaise et une aggravation des phénomènes morbides du côté de l'estomac, à mesure que l'on s'éloignera du repas. C'est ce qui arrive ; c'est un homme qui s'est fortement amaigri, qui est tombé pour ainsi dire dans le marasme, et qui, trois heures après le repas, a une sensation de gonflement du côté de l'estomac, de pyrosis, terminée par des vomissements acides très abondants. La maladie est donc grave, elle a retenti non seulement sur l'état physique, mais encore sur le système nerveux.

Au point de vue étiologique, ce sont les phénomènes stomacaux qui ont débuté : mais ils sont fortement aggravés par de violents chagrins domestiques. Il n'est pas douteux que ceux-ci aient fait passer au rang de maladie très grave, les tendances à l'hyperpepsie ou même l'hyperpepsie légère qui existait déjà. Il s'établit ainsi un véritable cercle vicieux.

On fait subir au malade un traitement consistant dans l'administration de bicarbonate de soude et de craie préparée, à la dose de 10 grammes, on le met au régime sec, on lui donne une douche chaque jour, en même temps que l'on fait le lavage de l'estomac. Le poids de cet homme, qui était de 43 kil. 500, monte rapidement à 53 kilos, mais il semble qu'à ce moment il se produise certains symptômes que l'on peut attribuer soit à l'usage des alcalins, soit à des phénomènes d'auto-intoxication. On le remet au régime lacté absolu, mais les vomissements, qui avaient disparu complètement avec le régime sec, reparaissent bientôt.

A ce moment, *l'examen du suc gastrique au bout d'une heure*, après le repas d'Ewald, montre une amélioration cependant réelle : l'hyperactivité sécrétoire est toujours manifeste, il est vrai, mais la valeur de C est à la fois plus grande et comme qualité et comme quantité ; il n'y a plus cette déviation si grande des réactions digestives, qui faisait s'élever de plus en plus H au détriment de C. En effet, H est presque normal, et α atteint le chiffre de 0,65 au lieu de 0,54. Il y a donc une amélioration certaine.

Mais un fait non moins intéressant à constater, c'est ce qui se passe du côté des urines. Dans une première période, le chiffre des chlorures demeure très bas, oscillant entre 1 gr. et 1 gr. 50 par vingt-quatre heures, le rapport de l'urée aux chlorures étant très élevé. Cet état correspond cependant à cette phase d'amélioration où le malade augmentait de poids et où il ne vomissait pas, Mais il faut remarquer que l'hypersécrétion n'en était pas moins considérable, et que les lavages que l'on faisait subir au malade, enlevaient par l'estomac à l'organisme, une énorme quantité de chlorures.

Dans une seconde phase, pendant laquelle le malade a été mis au régime lacté, on voit augmenter d'une façon énorme le chiffre des chlorures urinaires. Cette quantité de chlore dans l'urine correspond avec une élimination très considérable d'urée et de phosphates. Mais bientôt les vomissements acides et le ballonnement stomacal reparaissent avec une grande intensité, et les chlorures urinaires retombent au-dessous de la normale.

S'il y avait donc eu, chez cet homme, de l'amélioration sous l'influence d'une véritable toilette de l'estomac, les perversions secrétoires et digestives n'en persistaient pas moins, puisqu'on les voit reparaître avec la même intensité dès que l'on cesse le traitement.

Conclusions : Forme grave grave d'hyperpepsie, de celle que M. Hayem appelle qualitative, et caractérisée par la valeur faible de C, et l'augmentation de plus en plus considérable de H (1).

Observation VIII

(Résumée d'après l'observation communiquée par M. Bosc, service de M. le professeur Mairet)

Neurasthénie, néphroptose, claustrophobie.—Hypopepsie du deuxième degré. Amélioration.

Léonie B..., trente-huit ans, entrée le 27 février 1893.

Antécédents héréditaires : Du côté du père, rhumatisme et alcoolisme; du côté de la mère, nervosisme et troubles stomacaux amenant un dépérissement très considérable ; une sœur de la mère était cancéreuse.

Antécédents personnels : Dans l'enfance, peurs, palpitations et malaises. Depuis cette époque, elle souffre beaucoup de l'estomac ; dès qu'elle avait mangé, sensation de constriction, renvois aigres, gaz abondants, diarrhée, amaigrissement et état chlorotique prononcé.

A dix-huit ans, à la suite d'un érysipèle, la malade a des idées de tristesse, de l'énervement ; elle tombe dans un état d'anémie très prononcé ; se surmène physiquement ; les douleurs d'estomac deviennent tellement vives, qu'elle ne peut plus manger ; elle éprouve des

(1) Cet homme est mort ces jours-ci par suite d'une diarrhée cholériforme, sans rapport avec sa maladie antérieure ; l'estomac a été trouvé excessivement dilaté, et sans lésion macroscopique.

sensations de tiraillement ; elle a des *vomissemements aigres* « comme du vinaigre », *surtout le matin ;* on note encore des *vertiges* et de la *claustrophobie.*

Les phénomènes neurasthéniques se développent de plus en plus, et, à son entrée, on est en présence d'une femme très amaigrie, émaciée, excessivement faible ; elle se plaint de douleurs céphaliques en forme de cercle, de sensation « de ressort de montre dans la tête » ; elle accuse des bourdonnements dans les oreilles ; elle a les bras et les jambes brisés. *Double rein flottant,* surtout marqué à gauche. *Estomac dilaté*, côlon transverse distendu par les gaz ; appétit nul ; la malade refuse toute alimentation ; elle a un *dégoût très grand pour tous les aliments, et les vomit* aussitôt après les avoir avalés.

On met la malade au régime lacté, à doses fractionnées avec de faibles doses de bicarbonate de soude ; repos au lit.

Au bout de dix à douze jours, légère amélioration ; on fait promener la malade et on lui fait porter une ceinture hypogastrique avec double pelote.

Le contenu de l'estomac, une heure et quart après repas d'Ewald, est examiné le 12 avril ; il forme une bouillie visqueuse gluante, filtrant difficilement, sans odeur aucune ; réaction neutre au tournesol. Le Günzburg et la tropœoline ne donnent aucune réaction ; l'Uffelmann est décoloré. Pas de réaction des peptones ni des matières albuminoïdes ; pas d'amidon. Le vert brillant seul semblerait prendre une teinte verdâtre très faible.

On cherche à doser l'acidité totale, mais en ajoutant la phtaléine il se produit une coloration rosée avec trouble, l'adjonction d'une goutte de solution de soude décinormale donne une coloration violette intense (cet examen a été fait le 13 avril).

$$A = \text{près de } 0 \quad \begin{matrix} T = 0.225\ \% \\ F = 0.180 \end{matrix} \quad \left. \begin{matrix} C = 0.040 \\ H = 0.005 \end{matrix} \right\} 0.045$$

Analyse des urines des vingt-quatre heures : Quantité 1000 cc. ; densité 1015 ; urée 14.5 ; NaCl 8.95 ; acide phosphorique total 1,54.

A partir de ce moment, sous l'influence de l'alimentation, de l'hydrothérapie et du port de sa ceinture, l'état général s'améliore progressivement ; les phénomènes neurasthéniques diminuent et la malade, tout en continuant à prendre beaucoup de lait, est soumise à un régime mixte de plus en plus abondant. Les vomissements ont cessé, elle prend les aliments avec goût, la face se colore et la malade reprend au point de vue physique. Les digestions sont cependant encore lentes, la fonction stomacale se trouble très facilement ; dégoût facile, et de temps à autres sensations, des pesanteurs et des tiraillements du côté de l'estomac.

Discussion. — Chez cette malade, atteinte de neurasthénie avec néphroptose et de troubles gastriques remontant déjà très haut, nous sommes, à son entrée à l'hôpital, en présence d'une digestion stomacale à peu près nulle.

Si l'on observe la valeur de chacun des éléments de la courbe, nous voyons que nous devons les classer parmi les hypopepsies extrêmes, se rapprochant de l'apepsie.

Avec son suc gastrique en très faible quantité, épais, gluant, contenant encore beaucoup de pain non digéré, elle rentre dans les hypopepsies du 2e degré de Hayem, les hypopepsies type de formule générale :

	T faible.	
A au-dessous de 100.	H très faible, près de 0.	α faible.
	C faible.	

Les réactions digestives sont excessivement diminuées, de même que le travail sécrétoire de l'estomac, de telle sorte que (H + C) descend à 45 milligr. pour 100, et que l'acidité totale est bien au-dessous de 100 ; α est donc fatalement très faible.

L'estomac de cette femme n'accomplit plus aucun travail utile et on comprend l'état d'amaigrissement excessif dans lequel elle est entrée à l'hôpital ; le système nerveux est d'ailleurs aussi très profondément déprimé.

Il est à remarquer que notre malade a souffert de maux d'estomac depuis l'enfance, et que vers l'âge de dix-huit ans elle a présenté un état de chlorose très accentué avec vomissements acides. Peut-être l'atrophie glandulaire, qui paraît existier en ce moment, a-t-elle quelque rapport avec l'évolution de cette première maladie aidée par des phénomènes nerveux de plus en plus intenses. Ces questions de pathogénie sont bien difficiles à trancher.

Malgré cet état de quasi apepsie, la malade a repris cependant progressivement dans sa nutrition générale, et parallèlement dans son système nerveux. Elle a pris beaucoup de lait, des aliments légers, et il semble que, dans ce cas, il faille compter beaucoup avec la digestion intestinale.

Chez cette malade, le rapport des chlorures à l'urée était très abaissé ; il est tombé à 1.7 environ, au lieu de 2.3, chiffre normal.

Nos observations sont loin d'être aussi nombreuses que nous l'aurions désiré ; nous aurions pu en ajouter encore quelques-unes, mais elles ne nous ont pas suffisamment satisfait et nous nous sommes abstenu de les publier. D'ailleurs les observations qui précèdent fournissent matière à d'assez amples réflexions. Nous passerons même rapidement sur leur interprétation pour n'insister que sur quelques faits intéressants.

Nous avons en somme ici les deux grandes divisions de Hayem : les *hyperpepsies* et les *hypopepsies* ; nous les avons avec des degrés variables et correspondant à des états cliniques différents. De plus, dans un groupe comme dans l'autre, on peut trouver une sécrétion exagérée, de la dilatation de l'estomac, des phénomènes douloureux, des vomissements, de la neurasthénie, etc...

Mais, comme nous l'avons déjà dit, l'étude du chimisme stomacal n'a pas la prétention de faire un diagnostic nosologique ; il donne des symptômes de même ligne que ceux que nous venons de nommer, mais bien autrement importants. Ce qu'il importe en effet de connaître, c'est la valeur des réactions digestives : on ne l'acquiert qu'avec la connaissance de C et de α.

L'étude des hyperpeptiques nous montre chez tous un état d'hypersécrétion considérable, pouvant atteindre un degré très élevé dans certains cas. On a alors affaire à une véritable gastrosuccorrhée.

A ce propos, il convient d'examiner deux questions : la première est celle des rapports entre cette dilatation et les troubles excrétoires et chimiques. Hayem, qui l'aborde, paraît la résoudre en faveur de la dilatation par persistance des débris alimentaires amenant une sécrétion marquée du suc. Chez le malade de l'obs. VII, la gastrosuccorrhée était très intense, puisqu'on a pu sortir de l'estomac 1800 cent. de liquide, deux heures et demie après le déjeuner du matin. Cette quantité énorme de liquide ne pourrait-elle pas à elle seule expliquer la dilatation ? Mais cette question est relativement peu intéressante ; si l'on examine le nombre des courbes, on est amené à faire la remarque suivante : c'est que, dans certains cas d'hyperpepsie, l'élévation de H au-dessus de la normale a lieu d'*emblée* ou est *tardive*.

Dans ce dernier cas, la digestion est anormale au bout d'une heure, et l'excès d'H n'apparaît qu'au bout d'une heure et demie. Cet état est bien moins grave que l'hyperchlorhydrie d'emblée, car, ainsi que le fait remarquer Hayem, le malade peut guérir ; c'est ce qui a lieu pour le malade de l'observation VI, qui, en effet, a été très fortement amélioré.

Un autre cas non moins intéressant à considérer à propos de l'hyperchlorhydrie, c'est celui dans lequel la digestion est accélérée. Dans ce cas, comme cela arrive pour le malade de l'observation VII, la phase de peptonisation est très rapide l'HCl élevé déjà au bout d'une heure, et par suite on est en présence de l'hyperchlorhydrie d'emblée, beaucoup plus grave que les précédentes, d'après Hayem. Chez ces malades, le coup de fouet du début terminé, on voit la digestion se traîner, ne terminer pour ainsi dire jamais et l'accumulation d'HCl libre augmenter de plus en plus jusqu'au vomissement. La courbe qui se rapporte à l'obs. VII est typique à cet égard.

Mais c'est en somme la valeur de C qui est la plus importante à interpréter, et c'est sur cette valeur qu'il faudra baser son pronostic. Si à la suite du traitement on le voit s'élever en même temps qu'α se rapproche de la normale, le pronostic s'améliore fatalement. Nos deux observations VI et VII en sont des exemples typiques.

Nous recherchons donc le travail digestif de l'estomac, nous laissons de côté — nous le regrettons — la question de pathogénie. Cependant il semblerait que certains symptômes se rencontrent plus fréquemment dans telle maladie que dans telle autre ; ainsi le *cancer* va avec une hypopepsie considérable, et M. Hayem donne un moyen de distinguer les hypopepsies protopathiques, comme celle de notre malade de l'observation VIII, des hypopepsies symptomatiques, et cela par l'existence de fermentations anormales, dans le dernier cas. Chez notre malade B... (obs. VIII), nous n'avions pas de fermentations et nous n'étions certainement pas en présence d'un cancer.

Au point de vue du diagnostic des formes morbides, on a voulu faire jouer un grand rôle à la quantité d'urée éliminée en vingt-quatre heures. Ronmelare, Rauzier (Thèse de Montpellier), ont, en particulier, insisté sur les faits de cet ordre. Malheureusement la discussion de ces faits est parfois d'une très grande difficulté à cause même de la période de la maladie dans laquelle l'analyse des urines est faite.

C'est ainsi que dans la majorité des cas le diagnostic est fait à la période de cachexie ; dans ce cas, la valeur des analyses d'urines est peu considérable, ainsi que le démontrent les faits suivants :

Chez un malade du service de M. le professeur Carrieu, observé par M. Bosc, le taux de l'urée, d'abord très élevé, est descendu excessivement bas pendant toute une période d'une durée relativement longue ; les phénomènes cliniques observés avaient rendu le diagnostic hésitant au début, mais les hésitations avaient cessé devant la constatation d'un rapport de l'urée aux chlorures élevé ; les hésitations recommenmençaient, dans cette dernière période, avec constatation d'un rapport bien au-dessous de 1. Et cependant l'autopsie permit de constater l'existence d'un superbe ulcère de l'estomac.

D'un autre côté, chez deux malades atteints de cancer abdominal, carcinose généralisée chez l'un, cancer du pancréas chez l'autre, le taux de l'urée, et le rapport des chlorures à l'urée a suivi une marche absolument inverse.

Observation IX

(RÉSUMÉE)

Une femme du service de M. le professeur Carrieu présente des vomissements très acides contenant une quantité considérable d'HCl libre, ainsi que le démontrent les réactifs colorants. Après avoir souffert vivement pendant une vingtaine de jours, durant lesquels le rapport des chlorures urinaires à l'urée oscille de 10,7 à 5,38, la malade mourut. On trouva à l'autopsie, un cancer du grand épiploon, et des granulations cancéreuses disséminées.

Voici le résumé de la seconde observation :

Observation X

(PERSONNELLE)

(Service de M. le professeur Carrieu)

Homme de soixante-huit ans, entrant le 20 janvier 1893 avec un ictère datant de quinze jours. La maladie a débuté par des troubles digestifs (diarrhée), vomissements, douleur vague dans le flanc gauche, polyurie...). Cet ictère persiste jusqu'à la mort (fin avril). Sa durée, la présence d'urobiline dans les urines, la glycosurie alimenmentaire, l'état cachectique du malade, font penser à une tumeur maligne du foie ou de l'épiploon gastro-hépatique ; on effleure l'idée d'un cancer du pancréas.

A l'autopsie on se trouve en présence d'un superbe cancer du pancréas, ayant envahi la presque totalité de l'organe.

L'analyse du contenu stomacal, après repas d'Ewald, a été faite le 16 avril : contenu acide ne donnant rien avec la méthode colorimétrique, faisant passer l'Uffelmann au jaune. Pas de peptones ni de matières albuminoïdes.

$$\begin{array}{ll} T = 0.640\ ‰ & C = 0.040 \\ F = 0.600 & H = 0.000 \end{array} \Big\} \ 0.040$$

Nous résumons en un tableau les analyses des urines faites à diverses époques :

DATES	Quantité en cc.	Densité	Urée ‰	Chlorur. ‰	$\frac{U}{C} = R$	OBSERVATIONS
2 février	2450	1010	12.6	6.4	1.97	Réaction de Gmelin, pas d'urobiline.
7 mars	950	1021	22.3	6.0	3.5	Urobiline. Glycosurie alimentaire depuis quelques jours.
9 —	900	1020	21.2	7.0	3.0	
12 —	975	1021	23.9	6.0	3.9	
14 —	850	1020	9.47	7.0	1.35	Le malade est dans un profond état de cachexie ; la teinte jaune est devenue terreuse.
17 —	1200	1015	11.4	6.3	1.8	L'appétit est complètement tombé, le malade ne mange presque plus.
29 —	1250	1010	7.9	8.8	0.8	
15 avril	900	1011	8.63	8.4	1.02	
20 —	1950	1008	5.02	8.8	0.57	

Dans les deux cas, les rapports sont inverses, et cependant dans chacun, on a affaire à un cancer de l'abdomen ; mais, chez la première malade, la marche de la maladie avait été rapide, et le cancer de l'épiploon s'accompagnait d'hyperchlorhydrie stomacale, tandis que dans le second cas, l'on était en présence d'un homme arrivé à un état très avancé de cachexie, et qui présentait du côté de la sécrétion gastrique, comme du côté de la sécrétion urinaire, les marques certaines d'une déchéance profonde de la nutrition.

D'une façon générale, chez les hyperchlorhydriques, le rapport de Bouveret est élevé par abaissement du taux des chlorures, et comme l'hypopepsie est la règle chez les cancéreux, l'élévation du rapport de Bouveret serait un moyen trop facile de porter un diagnostic sans faire l'examen du suc gastrique.

Cette question qui est à l'ordre du jour méritait une disgression un peu plus longue peut-être que nous venons de le faire.

L'étude de nos observations nous forcerait encore à soulever d'autres problèmes non moins intéressants.

Nous pourrions, par exemple, étudier les conséquences éloignées des mauvaises digestions, conséquences sur lesquelles Bouchard et Hayem ont déjà insisté, soit que l'on admette des résorptions de produits de fermentation (Bouchard), comme on peut l'admettre pour notre malade de l'obs. VII, soit que l'on fasse jouer le rôle le plus important à la mauvaise digestion des albuminoïdes, aux qualités inférieures de C (Hayem). Souvent, comme dans les obs. VI et VIII, ces troubles datent de l'*enfance*, et l'on comprend qu'ils entraînent une viciation profonde de la nutrition.

Nous voudrions dire aussi quelques mots sur les relations de causalité qui existent entre les phénomènes nerveux et les phénomènes gastriques. Pour les uns, les phénomènes névropathiques sont secondaires à la gastropathie ; c'est le contraire pour les autres.

D'après nos observations, il nous est difficile de porter un avis précis dans le différend ; cependant, chez nos malades, les troubles stomacaux datent de la première enfance, et il semble bien que l'état gastrique ait précédé les phénomènes névropathiques.

Mais il nous semble encore plus évident que ces troubles de nature différente ont évolué côte à côte, que les soucis et les chagrins survenus à l'âge adulte ont aggravé les phénomènes nerveux lesquels ont retenti à leur tour sur la digestion, formant ainsi un cercle vicieux dont le point de départ échappe aux investigations.

Dans les observations de Mathieu, le rôle des préoccupations morales, des chagrins, sur la production d'une hyperchlorhydrie manifeste n'est pas douteux, mais ces observations ne peuvent pas cependant juger définitivement la question.

CHAPITRE III

Régimes

L'étude de certains faits que nous avions observés chez l'homme normal, et le désir de nous rendre compte du mode d'action de certains médicaments chez nos malades, nous ont fait entreprendre quelques expériences.

Tout d'abord, nous avons essayé de voir quelle pouvait être l'influence du régime sur la sécrétion gastrique. Nous avons ainsi essayé les régimes carné et lacté. Cette question était intéressante à débattre pour arriver à un traitement rationnel de certaines maladies.

Nous nous sommes servi pour cela de l'individu qui fait le sujet de notre observation IV, et qui avait ceci de remarquable qu'il présentait une hyperexcitabilité stomacale et des réactions chimiques se traduisant par de l'hypersécrétion, un taux très élevé d'HCl libre, et par un quotient α très faible. Malgré ces anomalies, nous avons laissé cet homme dans notre première partie, parce que rien ne les révélait extérieurement; nous nous en servons maintenant à cause de ces anomalies mêmes.

Observation XI

(PERSONNELLE)

(Service de M. le professeur Mairet)

Influence du régime lacté absolu

Ric..., mis au régime lacté (3 soupes au lait et 3 litres de lait par jour). Pendant cinq jours, nous nous sommes abstenu de tout examen ;

les analyses ont été faites à partir du sixième jour, au bout d'une demi-heure, une heure, une heure et demie, après le repas d'Ewald.

a) 30 *minutes:* Liquide stomacal abondant, de couleur brunâtre, d'odeur légèrement aigrelette, ne contenant pas de mucus. Le liquide filtré deux fois a encore une couleur rousse. Il est acide au tournesol. Le papier Congo brunit, le Günzburg n'est pas très intense. Peu de peptones. L'Uffelmann donne une coloration légèrement jaune paille.

A = 0.073 °/₀	C = 0.085	} 0.125
T = 0.315	H = 0.040	
F = 0.190	α = 0.388	

b) 60 *minutes :* Liquide abondant, sans odeur, acide au tournesol. Le papier Congo devient très bleu. Günzburg intense ; Uffelmann décoloré. Réaction des matières albuminoïdes et d'un peu de peptones.

A = 0.247 °/₀	C = 0.140	} 0.340
T = 0.640	H = 0.200	
F = 0.300	α = 0.33	

c) 90 *minutes:* Liquide abondant, de coloration brunâtre, à odeur fade, filtrant facilement, acide au tournesol (moins qu'au bout d'une heure), le vert passe à la couleur feuille morte, tous les autres réactifs donnent des résultats positifs intenses. Peptones et albumine ; réaction de l'amidon. Uffelmann décoloré.

A = 0.160 °/₀	C = 0.130	} 0.180
T = 0.620	H = 0.050	
F = 0.420	α = 0.84	

Discussion. — Cet homme est resté au régime lacté pendant plusieurs jours ; on examine son suc gastrique, au bout de trente, soixante et quatre-vingt-dix minutes après le repas d'Ewald.

La sécrétion chlorée (T) est moindre au bout de trente minutes, mais elle progresse plus rapidement et atteint le même chiffre au bout d'une heure. Celle des *chlorures fixes* (F) est toujours augmentée, ainsi que le montre la ligne continuellement ascendante de F. L'*acidité totale* (A) n'est que très légèrement diminuée, et la valeur de H est demeurée, au bout d'une heure, la même qu'à l'état normal.

Schéma VIII. — Obs. XI.

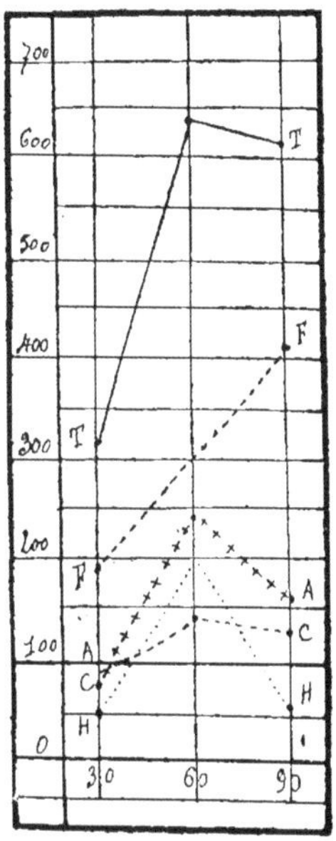

URINES DES 24 HEURES — Moyenne			
Quantité	Densité	Urée	Chlorures
1100	1003.5	4.4	2.5

A ce moment, la valeur de C est encore plus faible, de telle sorte que le rapport α n'est que de 0,33.

Il n'y a donc pas d'amélioration pour la première phase de la digestion; mais il est intéressant de voir ce qui se passe au bout d'une heure et demie. La valeur H tombe jusqu'à 50; A baisse aussi, mais bien moins, tandis que C se maintient aussi élevé, et à ce moment, en effet, la réaction des peptones, presque nulle précédemment, est très nette et α monte de 0,33 à 0,84.

Si l'on compare, par conséquent, cette courbe avec la courbe normale, on voit que si le régime lacté n'a pas eu d'influence sur la première partie de la digestion, par suite de la sécrétion trop considérable de H, dans la seconde partie il a permis, en abaissant fortement et rapidement l'HCl aux combinaisons organiques, de prendre une valeur digestive qu'elles n'avaient pas eu jusque-là.

Le régime lacté a donc *modifié les qualités* des réactions digestives, en arrêtant surtout, à un moment donné, la production d'HCl libre. Il est donc parfaitement indiqué dans tous les cas où H est élevé et annule, pour ainsi dire, l'action de C. Il sera donc de mise, dans beaucoup de cas de chlorose, de dilatation avec hyperpepsie, d'ulcère de l'estomac...; c'était là un résultat important à mettre en lumière. On ne devra pas, en outre, pour juger des effets du traitement, se contenter d'étudier le chimisme stomacal au bout d'une heure, mais il faudra en poursuivre les modifications jusqu'à une heure et demie et plus même.

Observation XII

(PERSONNELLE)

(Service de M. le professeur Mairet)

Influence du régime alimentaire carné

On donne à Ric..., exclusivement de la viande et très peu de pain, et comme boisson, 250 grammes d'abondance à chaque repas ; au bout de quelques jours on analyse le suc gastrique une demi-heure, une heure, une heure et demie et deux heures après le repas d'Ewald.

a) 30 *minutes :* Contenu stomacal abondant, liquide sans odeur, de couleur verdâtre. L'examen microscopique fait voir de nombreux grains d'amidon, pas de débris de tissu musculaire. Levures et bâtonnets immobiles. Neutre au tournesol. Günzburg négatif, Congo très faible ; l'Uffelmann passe au jaune.

$$\begin{array}{lll} A = 0.060\ ‰ & C = 0.090 & \multirow{2}{*}{\Big\}\ 0.130} \\ T = 0.480 & H = 0.040 & \\ F = 0.350 & \alpha = 0.22 & \end{array}$$

b) 60 *minutes:* Contenu liquide, sans odeur, acide au tournesol, résultats positifs avec le Congo et le Günzburg. Uffelmann décoloré, réaction des peptones.

A = 0.173 °/o	C = 0.170	} 0.270
T = 0.800	H = 0.045	
F = 0.530	α = 0.41	

c) 90 *minutes:* Le liquide filtré présente les réactions suivantes: Acide au tournesol, Günzburg et Congo positifs et intenses, réaction des peptones en assez grande quantité; Uffelmann passant légèrement au jaune clair.

A = 0.166 °/o	C = 0.090	} 0.170
T = 0.780	H = 0.080	
F = 0.610	α = 0.95	

d) 120 *minutes:* Liquide ayant des reflets verdâtres même filtré, sans odeur, faiblement acide au tournesol. Le Congo est insensible, Günzburg très faible.

A = 0,080 °/o	C = 0.044	} 0.089
T = 0.775	H = 0.045	
F = 0.686	α = 0.86	

Discussion: Nous avons voulu rechercher quel serait chez ce même individu, l'effet d'un régime opposé, le régime carné presque absolu; nous avons donc examiné le suc gastrique de cet homme quelques jours après l'avoir soumis au régine carné presque exclusif. Ici les modifications ont été plus promptes qu'avant le régime lacté.

Tout d'abord nous devons noter une hyperexcitabilité considérable, marquée par l'abondance extrême de T et de F, qui, déjà au bout d'une heure, s'élèvent à 800 et 540 milligrammes, tandis que dans la normale ils atteignent des chiffres bien moindres. F monte d'abord jusqu'à une heure, où il atteint la valeur de 610 milligrammes.

La valeur A est diminuée, celle de H diminue aussi légèrement, tandis que C demeure ce qu'il était dans la normale.

Il doit donc y avoir une légère augmentation dans la valeur des réactions digestives, et en effet α monte de 0,35 à 0,41.

Schéma IX. — Obs. XII.

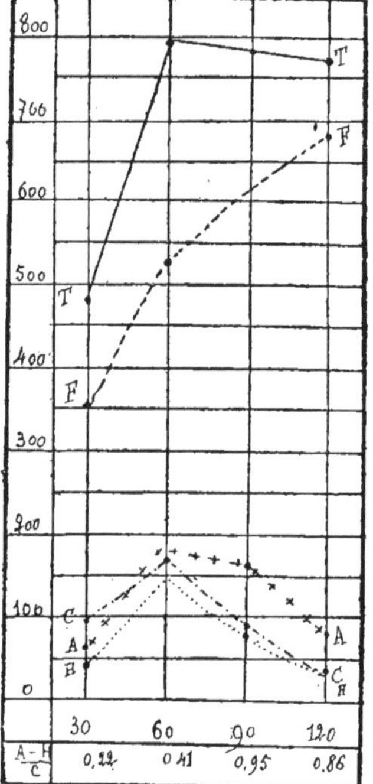

URINES DES 24 HEURES Moyenne de plusieurs jours			
Quantité	Densité	Urée	Chlorures
1870	1010	17.01	10.73

Au bout d'une heure C et F baissent parallèlement, tandis que A demeure élevé ; il s'est produit là probablement des fermentations organiques (a. sarcolactique sans doute), qui portent α jusqu'à 0,95.

Le régime carné n'a pas eu d'action bien sensible sur les réactions digestives ; cependant il est intéressant de constater qu'il diminue la valeur de l'acidité totale pendant le temps actif de la digestion, c'est-à-dire pendant toute la période où H est en grande quantité ; mais, tandis que celui-ci baisse, l'acidité demeure élevée, indiquant la tendance aux fermentations nuisibles, sans augmentation de la valeur de C, comme cela avait lieu avec le régime lacté. Cependant ce régime peut avoir une réaction manifeste dans la première phase de la digestion.

Observations XIII et XIV

(PERSONNELLES)

(Service de M. le professeur Mairet)

Action du bicarbonate de soude sur la digestion

a) On donne à Escaf... dans le thé du repas d'épreuve un gramme de bicarbonate de soude. On fait l'analyse du contenu stomacal au bout de *trente minutes :* Extraction très difficile. Contenu sans odeur acide au tournesol. Uffelmann décoloré sans passer au jaune.

A = 0.146 % C = 0.120 } 0.170
T = 0.690 H = 0.050 }
F = 0.520 α = 0.80

b) Même malade auquel on ajoute deux grammes de bicarbonata de soude au repas d'Ewald. Extraction au bout *d'une heure*. Contenu faiblement acide au tournesol ; colorants négatifs ; l'Uffelmann passe au jaune.

A = 0.051 % C = 0.180 } 0.190
T = 0.810 H = 0.010 }
F = 0.620 α = 0.17

Analyse des urines : Quantité 2600 ; réaction peu acide ; densité 1011 ; urée 10 gr. pour 1000, soit 26 gr. par vingt-quatre heures ; chlorures 11 gr. au litre, soit 28 gr. 6 par vingt-quatre heures.

Discussion. — Nous avons aussi essayé de voir quel était l'influence du bicarbonate de soude sur la sécrétion gastrique, suivant la dose employée. Nous avons donc donné à notre sujet un repas d'Ewald, contenant un et deux grammes de bicarbonate de soude.

a) *Action du bicarbonate de soude à faible dose ;* nous

avons recherché cette action au bout de 30 minutes, avec une dose de 1 gramme de bicarbonate de soude. La sécrétion chlorée a été très nettement augmentée; T et F ont presque doublé de quantité, C a plus que doublé aussi, tandis que A s'est élevé de 60 milligr. à 140. Il est à remarquer aussi que l'HCl libre a suivi ce mouvement ascentionnel. La valeur digestive de C est devenue plus grande et le rapport α est de 0,8 au lieu de 1.

Schéma X.

	Obs. XIII		Obs. XIV	
	Normale	Bic. Na 1 gr.	Normale	Bic. Na 2 gr.
800				• T'
700				
		• T		
600				• F'
500		• F	T' •	
400				
	T •			
300	F •		F' •	
200				
			• C'	• C'
100		A • • C	A' •	
	A •	• H	H' •	• A'
0	H •			• H'
	30	30	60	60
$\frac{A-H}{C}$: α 1,0				

On peut donc dire qu'à faible dose, le bicarbonate excite la sécrétion stomacale et augmente tous les éléments chlorurés, y compris l'HCl libre, et élève de même l'acidité totale.

b) *Action du bicarbonate de soude à dose élevée.* — Si nous examinons ce qui se passe après l'administration de 2 grammes de bicarbonate de soude, et cette fois au bout d'une heure, nous constatons encore, et plus marquée même, cette hypersécrétion. Les combinaisons chloro-organiques semblent aussi augmenter ; mais la valeur de A tombe bien au-dessous de la normale, tandis que H devient nul. Il s'ensuit que le quotient α n'est plus que de 0,17.

En somme donc, tandis que de faibles doses de bicarbonate de soude excitent les réactions chimiques qui se passent dans l'estomac avec des doses atteignant ou dépassant deux grammes, et malgré une hypersécrétion marquée, les réactions chimiques diminuent très considérablement de valeur.

Ces deux expériences ne s'appliquent évidemment qu'à la normale, elles ne préjugent rien de l'utilité des hautes doses de bicarbonate de soude dans l'hyperchlorhydrie, mais elles montrent surtout que, dans les cas où l'on veut exciter les fonctions digestives, il ne faut pas arriver aux doses de 2 gram. et que les doses de 50 centigr. et 1 gramme semblent être les meilleures.

CHAPITRE IV

Traitement

De l'étude que nous avons précédemment faite de certains régimes, et grâce à l'analyse chimique du contenu stomacal, la thérapeutique des maladies de l'estomac a cessé d'être empirique, et désormais le médecin peut raisonner sur les indications et contre-indications de tel ou tel médicament.

Nous avons vu que le lait, aliment complet, de digestion facile, modifiait les réactions digestives en augmentant la quantité des chlorures combinés et en empêchant l'HCl libre de se produire en trop grande quantité. Cet aliment sera donc de mise dans un grand nombre de maladies de l'estomac, comme dans la chlorose, l'ulcère, la gastrite alcoolique, la dilatation avec hyperpepsie, etc.

Chez nos malades, le régime lacté a eu d'excellents résultats. Nous voyons, en effet, les vomissements ne survenir qu'à de rares intervalles, et les douleurs être considérablement diminuées.

Dans presque tous les cas, nous avons ajouté au lait du bicarbonate de soude. Nos expériences nous permettent encore de prévoir ce qui se passera en administrant ce médicament. Chez nos malades atteints d'hyperpepsie, de gastrosuccorrhée avec abondance d'HCl, l'administration du bicarbonate de soude par doses fractionnées a réussi, dans la majorité des cas, à diminuer cette quantité trop grande d'HCl et à abaisser le taux de l'acidité totale. Nous avons vu que point n'était besoin de doses massives de bicarbonate, que des prises de 2 grammes ou 2 gr. 50 suffiraient à ramener, chez un homme sain, H et A au-dessous de la normale.

Chez la malade atteinte de neurasthénie avec néphroptose, qui fait le sujet de notre observation VIII, l'analyse du suc gastrique nous avait indiqué une hypopepsie atteignant presque l'apepsie; aussi notre but était de chercher à faciliter la digestion stomacale en employant comme alimentation le lait, et comme excitant de la sécrétion le bicarbonate de soude à faible dose. Nous nous étions assuré que ce médicament, à la dose de cinquante ou soixante-quinze centigrammes, excite la sécrétion stomacale, que le suc gastrique est alors plus riche en HCl, et que la valeur de C devient plus grande.

Enfin, dans un cas nous nous sommes très bien trouvé du lavage de l'estomac. Grâce à cette toilette quotidienne de la muqueuse stomacale, nous avons vu l'état du malade s'améliorer; mais bientôt, dès que ces lavages ont été suspendus, son état est redevenu ce qu'il était primitivement.

Nous avons enfin, parallèlement aux troubles de l'estomac, traité le système nerveux de nos malades; nous les avons placés dans des conditions aussi favorables que possible pour éloigner leurs soucis, nous leur avons ordonné l'hydrothérapie sous forme de douches ou d'arrosages, et nous avons remarqué les bons effets de l'amélioration de leur état nerveux sur la marche de la dyspepsie.

En résumé de nos observations, nous croyons que, lorsque l'on est en présence d'une dyspepsie stomacale, il y a trois grandes indications à remplir : 1° traitement approprié de la lésion, indiqué par l'analyse chimique du suc gastrique; 2° traitement hygiénique et hydrothérapique, s'adressant surtout au système nerveux: 3° combattre la douleur, dans les cas où celle-ci deviendrait trop intense.

CONCLUSIONS

De ce travail, nous pouvons donc tirer les conclusions générales suivantes :

I. — L'acide du suc gastrique est un acide chloré, sous forme d'HCl libre et combiné aux matières organiques.

II. —Parmi les divers procédés d'analyse du suc gastrique, la méthode Hayem-Winter doit être placée en première ligne; elle seule permet de se rendre compte, d'une façon satisfaisante, des réactions chimiques qui se passent dans la poche stomacale.

III. — Chez les idiots, il existe une hyperexcitabilité gastrique des plus manifestes, provenant sans doute d'un état spécial du système nerveux. Mais néanmoins la marche générale de la digestion est normale et se rapproche beaucoup de celle indiquée par M. Hayem.

IV. — Cette hyperexcitabilité est en rapport avec une abondance considérable de NaCl dans les humeurs et dans les produits de sécrétion (suc gastrique, urines).

V. — Il est impossible, à l'heure actuelle, d'établir une classification des dyspepsies; les divisions de M. Hayem sont le plus en rapport avec ce que nous indique l'analyse du suc gastrique. Jusqu'à ce qu'on ait trouvé mieux, c'est donc la classification de M. Hayem qui doit être adoptée.

VI. — On ne peut, soit par l'examen du suc gastrique, soit par l'analyse des urines, diagnostiquer, avec certitude, une tumeur maligne extra-stomacale, les résultats dépendant de la période à laquelle a été faite l'analyse.

VII. — Le traitement devra être dirigé non seulement contre la dyspepsie même, mais encore contre les causes de cette dyspepsie, et en particulier contre l'excitabilité extrême du système nerveux. L'étude des régimes, telle que nous l'avons faite, est très importante dans l'indication d'un traitement.

INDEX BIBLIOGRAPHIQUE

ARNAUD. — Les diverses méthodes d'analyse du suc gastrique ; leur valeur au point de vue clinique. (Marseille méd., 1892.)

BOUVERET et MAGNIEN. — Le chimisme stomacal normal et pathologique. (Lyon méd., 1891.)

BOAS. — L'HCl stomacal. (Centralbl. f. klin. med. Woch., 1892.)

— Diagnostic des maladies de l'estomac. (Deutsche med. Woch., 1892.)

BOURGET. — Recherches sur la sécrétion gastrique ; Hyper et Hypochlorhydrie. (Méd. moderne, 1892.)

CAVALLERO et RIVA-ROSSI. — La sécrétion chlorée de l'estomac. (Gaz. méd. de Turin, 1891. Arch. ital. de biol., 1891, t. XVI.)

HAYEM. — Contribution à l'étude des anomalies de l'évolution du processus de la digestion stomacale à l'état pathologique. (Soc. méd. des hôp., novembre 1891.)

— Des altérations chimiques du processus stomacal dans la gastrite alcoolique. (Soc. méd. des hôpit., octobre 1891.)

— Des altérations du chimisme stomacal dans la chlorose. (Soc. méd. des hôpit., octobre 1891.)

HAYEM et WINTER. — Chimisme stomacal. (Paris, 1891.)

LÉO (H.). — L'HCl combiné du suc gastrique. (Centralbl. f. Klin. med., 1891.)

MATHIEU (A.). — Des altérations chimiques du processus stomacal dans la gastrique alcoolique. (Soc. méd. des hôpit., octobre 1891.)

— Contribution à l'étude de l'hypersécrétion de l'HCl. (Gaz. hôp., 1891.)

— Hyperchlorhydrie avec hypersécrétion continue. (Arch. de méd., 1892.)

MATHIEU et HALLOPEAU. — Processus de peptonisation de l'estomac. (Arch. de méd. expér., mai 1893.)

MATHIEU et RÉMOND. — Étude clinique sur la dyspepsie gastrique. (Soc. méd. hôp., 1891.)

MINTZ. — Critique de la méthode Hayem-Winter ; de la proportion d'HCl libre et d'HCl combiné dans le suc gastrique. (Deutsche med. Wochens., 1891.)

MORA. — Digestion gastrique et régimes. (Thèse de Paris, 1892.)

REICHMANN. — Wienner klin. Woch., 1892.

RICHARDIÈRE. — Du diagnostic et du traitement des dyspepsies chroniques, à l'aide de la réaction de Günzburg. (Rev. gén. de clinique et de thérapeutique, 1891).

SALVIOLI. — Sur les modifications de la digestion stomacale sous l'influence de la fatigue. (Giornale accad. di med. Torino, 1891.)

SANSONI. — Étude sur les réactions employées pour établir la présence de l'HCl libre dans le suc gastrique. (Arch. ital. de biol., t. XII, 1889.)

WAGNER. — La méthode de Winter pour l'analyse du suc gastrique, comparée à celles de Sjöqvist et de Mintz. (Arch. de physiol., 1889.

WINTER. — Nouvelles considérations sur le chimisme stomacal. (Soc. biol., 1891.)

— Remarques sur les analyses du suc gastrique. (Deutsche med. Woch., 1892.)

— Le chimisme stomacal. (Arch. gén. méd., 1892.)

Voir aussi la bibliographie de la thèse de G. Lyon. (Thèse de Paris, 1890.)

www.ingramcontent.com/pod-product-compliance
Ingram Content Group UK Ltd.
Pitfield, Milton Keynes, MK11 3LW, UK
UKHW020200200726
13856UKWH00003B/1112